*Limão,
alho e cebola*

Copyright do texto ©2009 Laura Torres
Copyright da edição original © 2009 Editorial Océano S.L., Barcelona (Espanha)
Copyright da edição ©2015 Escrituras Editora

Todos os direitos reservados. Nenhuma parte desta publicação pode ser reproduzida ou armazenada num sistema de recuperação ou transmissão de qualquer forma ou por qualquer meio, seja eletrônico, mecânico, fotocópia, gravação ou de outro tipo, sem a prévia autorização por escrito dos proprietários.

Título original: *Limón, ajo y cebolla y otros alimentos que curan: frutos del bosque, uva, manzana...*

Todos os direitos desta edição cedidos à
**Escrituras Editora e Distribuidora de Livros Ltda.**
Rua Maestro Callia, 123 - Vila Mariana - São Paulo - SP - 04012-100
Tel.: (11) 5904-4499 / Fax: (11) 5904-4495
escrituras@escrituras.com.br
www.escrituras.com.br

Diretor editorial **Raimundo Gadelha**
Coordenação editorial **Mariana Cardoso**
Assistente editorial **Gabriel Antonio Urquiri**
Projeto gráfico e diagramação **Studio Horus**
Capa **Nuria Arandes**
Tradução **Téo Lorent**
Revisão **Carmen Barreto e Simone Scavassa**
Impressão **Assahi Gráfica**

**Dados Internacionais de Catalogação na Publicação (CIP)**
**(Câmara Brasileira do Livro, SP, Brasil)**

Torres, Laura
  Limão, alho e cebola e outros alimentos que curam - / Laura Torres; [tradução Téo Lorent]. - São Paulo: Escrituras Editora, 2015. - (Série Alimentos Saudáveis)

  Título original: Limón, ajo y cebolla y otros alimentos que curan: frutos del bosque, uva, manzana...

  ISBN 978-85-7531-577-4

  1. Alimentos naturais 2. Cura 3. Medicina natural 4. Natureza - Poder de cura 5. Saúde - Promoção I. Título. II. Série.

15-01628                                    CDD-615.535

**Índices para catálogo sistemático:**

  1. Alimentos: Medicina natural    615.535
  2. Alimentos: Poder de cura: Terapia    615.535

Impresso no Brasil
*Printed in Brazil*

Laura Torres

**Série Alimentos Saudáveis**

# Limão, alho e cebola
*e outros alimentos que curam*

Laura Torres

Tradução Téo Lorent

esçrituras
**MÉDICAS**
São Paulo, 2015

# Agradecimentos

Agradecemos a Julio Peradejordi e a Octavi Piluats as facilidade para reproduzir o trabalho sobre o professor Capo, do qual foi publicado um resumo no número 10 da revista *Vital*. Piulats pesquisou também sobre o alho para a equipe de análises ecológicas da revista *Integral*, cujas anotações incluímos algumas ideias.

Os parágrafos iniciais sobre o limão remetem a algumas ideias do Dr. Miguel Herrero em *El alma de los árboles* (*A alma das árvores*), um excelente texto inédito até agora. Agradecemos igualmente a Josep Vicent Arnau por algumas ideias para as receitas de alho e de cebola. Finalmente, meu agradecimento à cozinheira Mai Vives pelas suas receitas com cebola (salada de cebola e aipo com vinagrete e quiche de cebola com tofu).

# Sumário

Pequenas maravilhas da natureza ........................ 11

Os pioneiros na defesa do limão, do alho
e da cebola .............................................................. 13
    Uma vida consagrada ao naturismo ........................ 15
    Saúde e doença ........................................................ 16
    Primeiro conselho: não beber durante as refeições .......... 17
    Segundo conselho: menos proteínas
industrializadas e muito pouco ovo ........................ 18
    Terceiro conselho: atenção às compatibilidades ........... 19
    A cura de doenças com a trofologia ............................ 20
    A etapa da regeneração: os benefícios da citroterapia ....... 20
    A etapa da cura: alho e cebola, os antibióticos naturais .... 21
    A etapa do restabelecimento ..................................... 22

Os benefícios do limão ........................................... 23
    As origens do limão ................................................. 23
    Como cultivar limões ............................................... 24
    Por que o limão é tão saudável? ................................ 26
    Flavonoides, fonte de saúde ..................................... 26

35 virtudes do limão .................................................................30
Como emagrecer utilizando limão ...................................34
A dieta do limão ..............................................................34
A cura com xarope de sálvia e o suco de limão ...............35
O limão na cozinha .........................................................38

## Alho, o grande antibiótico natural ........................ 45
Uma maravilha com uma longa história ..........................45
Como cultivar alhos ........................................................47
O que o alho nos proporciona? .......................................49
O grande antibiótico natural ...........................................51
Alho para reforçar as defesas ..........................................51
O alho e o sistema cardiocirculatório ..............................52
Alimento preventivo contra o câncer ..............................53
O alho e o sistema digestivo ...........................................53
Como incorporar o alho na dieta ....................................54
A cura por meio do alho .................................................55
O alho na cozinha ...........................................................56

## Cebola, a hortaliça mais popular .......................... 63
Um alimento presente no mundo todo ...........................63
Como cultivar cebolas .....................................................64
Quais os benefícios da cebola? ........................................65
Um anti-inflamatório natural ..........................................67
Um grande digestivo .......................................................68
Em caso de diabetes ........................................................69
Um bom diurético ...........................................................69
Problemas nos pulmões e nas vias respiratórias ..............70
O sistema circulatório .....................................................71
A cebola e as crianças......................................................72
A cebola na cozinha ........................................................73

## O descobrimento dos frutos silvestres ............ 81
Pequenos, porém poderosos ................................................. 81
Os antioxidantes dos frutos silvestres ................................. 81
Os benefícios dos polissacarídeos ........................................ 83
Mirtilo vermelho .................................................................. 83
Rosa-mosqueta ...................................................................... 86
Framboesas ............................................................................. 86
Morangos ................................................................................ 87
Morangos-silvestres ............................................................. 89
Groselha ou salsaparrilha .................................................... 90
Murta ....................................................................................... 92
Amoras .................................................................................... 93
Os frutos silvestres na cozinha ........................................... 95

## Desfolhando as propriedades da alcachofra ..... 103
Do leste da África às mesas de todo o mundo ................. 103
Como cultivar alcachofras .................................................. 104
Baixa em calorias e rica em minerais ................................ 106
Fitoterapia e alcachofra ....................................................... 108
A alcachofra na cozinha ...................................................... 109

## Trigo, um cereal nutritivo e saudável ............... 115
Desde os tempos remotos .................................................... 115
As propriedades do trigo .................................................... 117
O trigo e o câncer ................................................................ 119
O germe de trigo e as doenças cardiovasculares ............. 120
Um bom aliado contra a prisão de ventre ........................ 120
O trigo na cozinha ............................................................... 122

## Brócolis, couve, couve-flor, couve-de-bruxelas e rabanetes ........................................................... 131
A família das crucíferas ...................................................... 131

Brócolis contra o câncer ..................................132
  Repolho, adequado contra a úlcera................................134
  Couve-de-bruxelas, a crucífera mais moderna ................135
  Couve-flor, a crucífera mais popular ....................137
  Rabanetes, uma ajuda contra catarros e bronquite..........138
  As crucíferas na cozinha................................138

## Uva, doce iguaria.................................................147
  Da fruta ao vinho ..................................147
  As propriedades da uva ....................148
  Um bom desintoxicante..................................149
  A uva e o câncer..................................150
  Um suave laxante e diurético ..................151
  A uva na cozinha ..................................152

## Maçã, a fruta da saúde ....................................155
  Uma maçã ao dia evita visitas ao médico.........................155
  Propriedades da maçã..................................157
  Um excelente regulador intestinal...............................157
  O vinagre de maçã..................................158
  Quando comer uma maçã?..................................159
  A maçã contra o câncer ..................................159
  A maçã na cozinha ..................................160

## Bibliografia..................................................165

# Pequenas maravilhas da natureza

Cuidar-se de forma saudável e natural nunca foi tão simples. Ao longo da história, os pioneiros da saúde e da vida natural nos fazem recordar das possibilidades que a natureza nos oferece para que possamos viver com saúde. A atuação dos produtos naturais no organismo e uma atitude otimista e de harmonia interior nos ajudam a depender menos dos fármacos convencionais.

Por isso decidimos dedicar este livro a alguns alimentos bem simples e saudáveis como o alho, a cebola, o limão, os frutos silvestres, a alcachofra, o trigo, as crucíferas, a uva e a maçã. São pequenas maravilhas que a natureza nos oferece para que possamos viver melhor, prevenir e curar doenças. São consideradas como nutracêuticos e um dos melhores recursos naturais para desfrutar de um modo de vida saudável. Tê-las sempre em mãos na dispensa é a melhor garantia para manter e melhorar a saúde.

## *Nutracêuticos*: nutrição + farmacêutico

"Nutracêutico" é uma palavra que nasceu no setor dietético dos Estados Unidos e que é a fusão de "nutrição" com "farmacêutico". Serve para descrever os alimentos naturais benéficos à saúde. Também são denominados "alimentos funcionais". No entanto, o termo "nutracêutico" é aplicado também aos compostos químicos (fitoquímicos) presentes nos alimentos e comidas. Por exemplo,

> dizemos que o limão, o alho, a cebola, os frutos vermelhos, a maioria das frutas, o brócolis, a soja, o vinho (devido ao antioxidante resveratrol, que aparece na pele da uva) etc., são nutracêuticos. O mesmo ocorre com os antioxidantes em geral e vários suplementos dietéticos ou nutricionais, como as sementes de linhaça, que possuem ácido alfa-linolênico, ou óleos que contêm ômega-3.

É que a natureza não apenas nos ajuda a aliviar a dor – diferente de tantos medicamentos que somente escondem os sintomas – cura-nos de verdade e contribui com o nosso equilíbrio. Por isso que ainda hoje continuam em evidência os efeitos tão saudáveis do limão, do alho, da cebola e de outros alimentos que curam. Durante muito tempo, graças à intuição de alguns naturistas, médicos e terapeutas conseguiram-se curas que até hoje ainda nos surpreendem. Sem fármacos, apenas com recursos tão simples como a água (hidroterapia) ou a alimentação (desde jejuns até as dietas atuais), conseguiram muitos bons resultados que acabaram por despertar preocupações no setor mais convencional da medicina.

Hoje a ciência confirma as ideias vanguardistas que aqueles corajosos defendiam. Por exemplo, as pesquisas médicas acompanham os benefícios que os antioxidantes oferecem à saúde. Em contrapartida, adiamos seguir um estilo de vida mais simples e de acordo com os ritmos e as leis da natureza. Dizemos a nós mesmos que os nossos trabalhos não nos permitem agir como gostaríamos. Mas, isso é um autoengano porque, na realidade, na maioria das vezes o que ocorre é que não nos atrevemos a mudar alguns hábitos e costumes, embora seja somente um pouco e passo a passo.

Hoje em dia, a sociedade favoreceu que o individualismo mais exacerbado conviva com a solidão mais absoluta. Embora, por outro lado, nunca foi tão fácil se relacionar com os demais e com a natureza. Com constância e tenacidade podemos mudar alguns hábitos cotidianos para melhorar a nossa saúde e chegar a uma vida mais natural. O resultado é a saúde, a longevidade e a felicidade.

# Os pioneiros na defesa do limão, do alho e da cebola

Por que precisamente o alho, o limão e a cebola se tornaram tão populares? Qualquer pessoa que se interesse por essa pergunta, e se dedique a pesquisar um pouco, encontrará em seguida o "culpado": o professor Nicolás Capo.

Atualmente, todos conhecem os múltiplos benefícios à saúde que nos oferecem os produtos da natureza. A medicina convencional tem reconhecido os efeitos saudáveis não apenas do limão, do alho e da cebola, como também de muitos outros produtos naturais. No entanto, durante a primeira metade do século passado, os defensores de uma medicina mais natural esbarravam principalmente na rejeição da comunidade científica.

Nicolás Capo nasceu em 1899 em Laurito, uma pequena cidade da Itália meridional, no berço de uma família humilde de onze irmãos. Sua família emigrou, no início do século, à América do Sul e se instalou definitivamente em Montevidéu. Aos treze anos de idade descobriu o naturismo. Pouco depois faria amizade com outros jovens interessados pelo tema, como José Castro, filho de imigrantes galegos, e o português Amílcar de Souza.

No início dos anos 1920, Nicolás Capo tornou-se independente com seus amigos na própria Montevidéu, e com eles começou a divulgar as bases da trofologia. Aquelas propostas eram baseadas em alguns estudos sobre a dieta com frutas dos índios guaranis e suas experiências com frutas tropicais.

> ## O criador da trofologia
>
> Segundo o professor Capo, a trofologia (do grego *trofos*, "alimento", e *logia*, "ciência") é a ciência da alimentação em seu sentido mais amplo. A trofologia combina alimentos segundo a sua compatibilidade química. Nicolás Capo desenvolveu a trofologia com outros pioneiros como José Castro e Juan Esteve Dulín. A trofologia alcançou a sua popularidade máxima no final dos anos cinquenta do século passado. Nicolás Capo encarnou o setor mais radical do naturismo e, em certo sentido, foi precursor de algo similar ao que se conhece hoje, com bases mais científicas, com o nome de "higienismo" ou "higiene vital".

Em 1923, José Castro, Juan Esteve Dulín e Nicolás Capo se mudaram para a Espanha para iniciar a difusão de seus conhecimentos naturistas. Dois anos depois, Nicolás Capo se casaria com a jovem catalã Ramona Perera, abriria um consultório de naturopatia em Barcelona e participaria da fundação da Sociedade Vegetariana.

Em 1931, publicou o primeiro número da famosa revista *Pentalfa* e começou a praticar o nudismo como parte do ideário naturista. Nessa época se relacionava com o movimento libertário anarquista. Por intermédio do médico naturista Isaac Puente, autor do livro *O comunismo libertário*, algumas das ideias higienistas de Capo passaram a fazer parte do ideário anarquista. Durante a Guerra Civil Espanhola inaugurou um sanatório naturista para crianças doentes no Castell de l´Oreneta, uma região da cidade de Barcelona hoje catalogada como parque florestal. Em 1939, ao finalizar o conflito civil, Capo se exilou na França e se instalou em Perpignan, onde permaneceu até o final dos anos 1960. Nessa época regressou a Barcelona (até então o regime franquista o havia impedido), fundou o Instituto de Trofologia e Trofoterapia e editou a revista ¡Cúrate!, que mais tarde se chamaria ¡Regenérate!

## Uma vida consagrada ao naturismo

Nicolás Capo foi o primeiro praticante e o melhor exemplo de suas ideias e de seu método de saúde. Hoje em dia, o seu método – baseado no jejum, no crudivorismo e na monodieta à base de alho, limão ou cebola durante alguns dias – pode parecer exagerado ou pouco científico, mas o certo é que em geral dava resultados mais que positivos. A última passagem curiosa sobre sua vida descreve com eloquência a sua posição diante da medicina ortodoxa, quando sofreu um acidente e quebrou os dois fêmures. Capo, que sempre tomava banho com água fria, acreditou que era possível se recuperar com dietética e hidroterapia apesar da gravidade do seu estado. Negou-se a ser operado, mas não conseguiu se recuperar e morreu aos 78 anos. Era um homem de ideias consequentes e radicais.

O seu posicionamento era de desconfiança e de rejeição diante da medicina ortodoxa, a qual considerava responsável por uma grande iatrogenia (doença causada pela própria medicina) e incompatível com o tratamento higienista ou trofológico. Suas ideias ocasionaram incontáveis conflitos com a classe médica.

As obras de Capo, escritas em um estilo simples e direto para todos os públicos e repletas de indicações práticas, alcançaram um enorme êxito, e, inclusive, ainda hoje, podem ser encontradas suas reedições. Seus livros sobre o alho, a cebola e o limão se tornaram famosos na França, Itália e Espanha, e de sua obra mais destacada (*Medicina naturalista de urgência*) chegaram a ser impressas uma grande quantidade de edições.

Suas principais influências foram o alemão Gustav Schlieckeysen, divulgador das virtudes do crudivorismo por toda a Europa, e o hidroterapeuta Louis Kuhne. Foi muito importante também a influência de Herbert Shelton no tema das compatibilidades dietéticas dos alimentos. Entretanto, a maior fonte de informação de Nicolás Capo foram suas próprias experiências. Provou, em seu próprio organismo, diversas dietas durante anos e anotou essas observações fazendo comparações com outros trofólogos. Para ele era fundamental a concepção de que o ser humano era frugívoro, como os grandes primatas. O principal alimento deles é a fruta e somente muito raramente (no caso dos gorilas) ingerem alimentos cárneos. "O gorila é muito forte. Come apenas fruta e raízes. E é muito inteligente: quando vê um homem, se distancia...", brincava.

### Saúde e doença

Segundo Capo, excluindo o fator genético, os acidentes e alguns transtornos de caráter psicológico, a doença aparece em função da nossa dieta ou devido a um distanciamento dos elementos de vida, como o sol e o ar. Em especial, deve-se à ingestão de carnes, peixes e produtos estimulantes e modificados que ao passar por um intestino enormemente comprido, em princípio preparado para a assimilação de bolos de frutos, acaba transmitindo ao nosso metabolismo substâncias tóxicas residuais. E outra parte da origem nos nossos erros dietéticos e das doenças é pessoal: depende da nossa forma de ser que nos leva a comer desordenadamente ou que abusemos de bebidas estimulantes.

O fato de que haja pessoas que apesar de seguir uma dieta convencional cheguem a idades avançadas com uma saúde relativamente boa, não é algo que a trofologia dê credibilidade. Segundo Capo, essas pessoas possuem uma boa constituição genética e mantêm suas vias eliminatórias de toxinas (suor, urina etc.) intactas, que compensam os seus erros dietéticos.

Nicolás Capo seguia os princípios do médico naturista Lahman e afirmava que a assimilação de substâncias tóxicas repercute na composição do sangue, que se acidifica e engrossa, dificultando o retorno circulatório e a circulação periférica. O organismo armazena essas substâncias tóxicas e resíduos metabólicos junto com a gordura, os quais acabam por afetar os órgãos mais nobres do corpo. Para ele, a saúde é "um equilíbrio harmônico entre cada um de nós e os elementos de vida da natureza: ar, água, sol e terra". Portanto, trata-se de que, ao realizar nossos intercâmbios metabólicos com ela por intermédio da dieta, ajustemo-nos a nossa constituição natural, ao nosso "nicho trofológico". Em outras palavras, devemos optar por comer frutas e verduras.

## Primeiro conselho: não beber durante as refeições

Ninguém criticou com mais empenho do que Capo a dieta das sociedades industrializadas avançadas. Nesse sentido, foi um autêntico pioneiro e visionário. Junto à lógica rejeição ao álcool, o café e outras drogas excitantes, Capo defendia que se praticássemos o crudivorismo (ou assamos, ou grelhamos) obteríamos pratos de intenso sabor natural, sem que houvesse a necessidade de acrescentar especiarias. O sal, segundo Capo, deve ser substituído por sais de aipo ou alho triturado. A pimenta e outras especiarias podem ser substituídas por ervas aromáticas, como salsa, hortelã, manjericão e orégano. Recomendava não beber durante as refeições e substituir o vinagre pelo suco de limão. Se bem que esse é um assunto controverso, visto que, hoje em dia, conhecemos as virtudes benéficas do vinagre de maçã para a flora intestinal e à saúde.

Capo estava à frente da sua época quanto à rejeição ao açúcar branco industrial por sua ação nociva sobre o metabolismo ao reforçar a perda de cálcio e favorecer a diabetes. Como se sabe, o açúcar branco corrói ainda mais o esmalte dos dentes. Para substituí-lo, recomendava o mel e o melaço, fáceis de encontrar atualmente em lojas de produtos naturais. Do mesmo modo, rejeitava a ingestão de pão branco porque considerava que favorecia o câncer de cólon. Tolerava o pão integral se estivesse dextrinado, porque o considerava um alimento de difícil digestão quando está semicru.

## Segundo conselho: menos proteínas industrializadas e muito pouco ovo

O professor do alho, do limão e da cebola foi também um dos primeiros a indicar que a dieta industrializada contém excesso de proteínas que acarreta retenção das toxinas. Assim, propunha que se eliminasse da dieta carnes, peixes, embutidos e queijos duros e curados.

Segundo Capo, a proteína pode ser obtida através dos queijos frescos e de outros produtos lácteos e, sobretudo, através de nozes, castanhas e tâmaras. Era pouco partidário dos legumes como fonte de proteínas e recomendava comê-los com moderação, assim como os cogumelos. Do mesmo modo, recomendava comer ovos cozidos e não com demasiada frequência. Deve-se levar em conta, por outro lado, que na sua época não havia surgido ainda o *boom* da soja, nem de alimentos da agricultura ecológica e nem o auge de algumas sementes como o gergelim. Hoje contamos com uma maior variedade de fontes proteicas não cárneas disponíveis.

## Terceiro conselho: atenção às compatibilidades

Nicolás Capo alertou contra as frequentes misturas, em uma mesma refeição, de demasiados alimentos pouco compatíveis entre si. São as incompatibilidades que cometemos ao misturar, por exemplo, diversas féculas, como batatas com pão ou pão com arroz. Uma refeição não deve ter mais de uma fécula para que seja perfeitamente digerível e assim evitar as fermentações intestinais. É uma ideia fácil de compreender com o exemplo clássico dos *churros* ou rosquinhas elaboradas à base de pão, farinha, açúcar e óleo: em seguida costumam causar uma sensação de estômago estufado.

Capo era partidário de acabar com o costume de ingerir frutas como sobremesa. Nisso também estava à frente da sua época com as tendências atuais. Considerava que a melhor forma de comer a fruta (em uma mesma refeição) é como sendo o primeiro prato, junto com a salada; ou, ao invés da salada, porque o ideal seria não misturar fruta e verdura. Além disso, era um defensor do crudivorismo ou dieta sem fogo, uma grande fonte de saúde.

### *A dieta ideal* segundo Nicolás Capo

Segundo Nicolás Capo, a dieta ideal não deve ser baseada apenas no vegetarianismo e no crudivorismo, mas sim evitar aliementar-se simultaneamente das incompatibilidades. Resumimos suas ideias principais:

- alimentar-se fundamentalmente de frutas e verduras como ingredientes principais, lácteos fermentados (como queijos frescos) e nozes e castanhas;
- convém que o café da manhã e o jantar sejam leves e abundante a refeição do meio-dia;

- deve haver uma proporção elevada de alimento cru: saladas e fruta doce. A proporção correta será de 70% de crudivorismo e 30% de alimento assado no forno;
- deve conter uma baixa proporção de féculas em relação ao resto dos alimentos. O ideal é que a fécula (ou seja, a batata, o arroz ou outros cereais) represente somente 20% da dieta;
- não se deve misturar na mesma refeição batata com arroz, pão com batatas ou produtos lácteos com frutas ácidas. É aconselhável não consumir frutas e verduras juntas na mesma refeição.

## A cura de doenças com a trofologia

Além de ajudar a manter a saúde, a trofologia permite enfrentar com possibilidades de êxito inúmeras doenças. Trata-se de que conhecendo as qualidades terapêuticas dos alimentos, consiga se chegar à famosa frase de Hipócrates: "Que seu alimento seja a sua única medicina".

O vegetarianismo e o crudivorismo, por suas ações basificantes no nosso sangue e o elevado conteúdo de vitaminas, oligoelementos e sais minerais que potenciam o nosso sistema imunitário, ajudam-nos a combater muitas doenças. Nesse sentido, a terapia de Nicolás Capo se divide em três etapas: a regeneração, a cura e o restabelecimento.

## A etapa da regeneração: os benefícios da citroterapia

Segundo Capo, é um erro, que cometem muitos médicos naturistas clássicos, tentar curar o paciente por meios naturais sem ter regenerado previamente seus tecidos e sua sensibilidade trófica. Para combater tanto as doenças crônicas como as infecciosas,

Capo propunha uma regeneração do paciente antes da terapia curativa, que podia durar de um a três meses de acordo com o caso.

Nas doenças mais graves, a regeneração costumava ser iniciada com alguns dias de jejum. Logo, seguia durante várias semanas com uma dieta antitóxica (exclusivamente de frutas) para provocar a perda de peso, a eliminação das cargas tóxicas e a basificação do sangue. A fruta facilita as expulsões de toxinas pelas distintas vias eliminatórias, em especial por meio da urina e das fezes.

Para estimular essa regeneração em casos graves, o professor Capo criou a citroterapia. Segundo Capo, os cítricos constituem um autêntico presente da natureza e são capazes de contribuir na cura de muitas doenças. A toranja, a laranja, a tangerina e – especialmente – o limão contêm importantes quantidades de vitaminas e enzimas que destroem as impurezas e a acidez do sangue, embora Capo já alertasse que uma quantidade demasiada de suco de limão pode se tornar contraproducente no sangue devido ao perigo de descalcificação. Mesmo assim, pode-se acelerar a fase de regeneração com técnicas respiratórias, exercício físico e hidroterapia.

## A etapa da cura: alho e cebola, os antibióticos naturais

Uma vez que o paciente tenha sido submetido a um processo de regeneração com perda de peso e o surgimento de algumas crises depurativas, ao final de várias semanas, chega o momento de passar à fase curativa da terapia. Essa etapa consiste basicamente em uma dieta atóxica, baseada em verduras e frutas com um pouco de fécula. Após a regeneração, essa dieta reconstitui os tecidos celulares e melhora a circulação arterial e venosa, incluindo os capilares. Quando o terreno biológico estiver regenerado, deve-se expulsar a doença, no caso de ser infecciosa, ou recuperar as funções, no caso de ser crônica.

## Três classes de alimentos, segundo a trofologia

- **alimentos magnéticos:** o "magnetismo biológico" de alguns alimentos nos torna ativos e dinâmicos em sua assimilação pelo organismo. São basicamente as frutas que maximizam a expulsão de toxinas e a diurese;
- **alimentos elétricos:** as hortaliças (verduras, raízes) constituem a polaridade oposta e no organismo se comportam como nutrientes, tranquilizantes e mineralizantes;
- **alimentos neutros:** são alimentos sem carga, como cogumelos, queijo, cereais e algumas frutas como a maçã, compatível com tudo.

A alface, o repolho, o rábano, o rabanete, a cenoura, o dente-de-leão, a pera, a maçã, o pêssego, o morango e a uva são os grandes reconstrutores dos nossos tecidos celulares. Além disso, Nicolás Capo introduz o alho e a cebola como antibióticos naturais para aniquilar os germes patógenos e os depósitos reumáticos. Do mesmo modo, foi um dos pioneiros da terapia à base de alho e afirmava que graças à ação germicida do ácido alílico, esse bulbo, junto com a cebola, podia ajudar a combater doenças tão graves como o artritismo, a gonorreia, a sífilis, a colite, a bronquite crônica, a anemia e a tuberculose.

## A etapa do restabelecimento

Após as fases regenerativa e curativa, ao final de vários meses, o paciente passa para uma dieta de restabelecimento. Aqui se busca o fortalecimento geral e o aumento moderado do peso. Essa dieta de normalização é basicamente ovo-láctea-vegetariana, com nozes, castanhas, tâmaras, mel, cereais integrais, arrozes e, sobretudo, batatas.

# Os benefícios do limão

## As origens do limão

O limoeiro (*Citrus limonum*) nos acompanha com seu aroma e suas propriedades em todos os cantos do Mediterrâneo e outras localidades onde existe pouca água e um clima ameno, já que é sensível ao frio. É uma árvore que não pode faltar nos quintais de Andaluzia, onde chegou vindo do Oriente Médio, se bem que podemos seguir o seu rastro de origem no noroeste da Índia. Dali o seu cultivo se espalhou ocupando uma larga faixa que alcança até a China, onde é objeto de culto já que é associado com a materialização pessoal da felicidade.

Na Espanha, o limoeiro se adaptou bem e, em seguida, foi admirado pelo seu fruto e como árvore de jardim. "Em um jardim, o vizir[1] me deu um limão e com um gesto me rogou que buscasse uma comparação. Fiquei calado um momento e depois disse: 'Parece com uma cascavel de prata recoberta de ouro'", cantava o poeta Abd Allah al-Muhayris. O quintal andaluz, reflexo daquele amor pelas flores e o limoeiro é o herdeiro dessa tradição.

Quando as primeiras flores brancas do limoeiro frutificam, geram um fruto que é uma autêntica benção à saúde. O fruto imaturo é verde e vai se tornando amarelo à medida que amadurece.

---
[1] vizir: governador ou ministro nomeado por soberano de um reino muçulmano.

## O Jardim das Hespérides

Segundo conta a mitologia grega, o rei Euristeu impôs a Hércules doze grandes tarefas. Uma das tais tarefas consistiria em conquistar o Jardim das Hespérides, um jardim maravilhoso vigiado por uma serpente e que continha pomares com "árvores que davam maçãs de ouro" (laranjas e limões), símbolo do amor e da fertilidade. Após muitas peripécias, Hércules conseguiu entregar ao rei as preciosas frutas. Por isso, os cítricos são também conhecidos como frutos "hesperídios" ou "citrinos".

Acredita-se que o limão é usado terapeuticamente há quatro mil anos, como indicam alguns historiadores, mas isso não está confirmado. Hoje em dia, é empregado na indústria farmacêutica para elaborar uma infinidade de medicamentos. Por isso não deixam de surpreender as demonstrações de incompreensão que – cada vez com menor frequência, felizmente – ainda ocorrem por parte da medicina convencional diante das terapias naturais, especialmente se essas terapias apresentam resultados tão evidentemente benéficos, como no caso dos múltiplos usos do limão.

## Como cultivar limões

Cultivar limões é uma tarefa simples e sumamente agradável. De qualquer modo, deve-se levar em conta que o limoeiro pode alcançar entre três e seis metros de altura e necessita de muita luz. Portanto, será necessário um espaço aberto, arejado e com luz solar para cultivá-lo. Ao invés de plantar uma semente, o mais aconselhável é comprar um pequeno limoeiro que tenha pelo menos um par de anos de idade e que seja resistente. Plantá-lo em um vaso de tamanho médio ou, melhor ainda, na metade de um tonel. Como transplantar uma planta ou uma árvore é sempre traumático, é preferível manter o limoeiro dentro de casa por duas semanas e vigiá-lo para que não falte água. Em seguida, se a temperatura exterior se mantiver sempre acima dos 13 °C, pode deixá-lo ao ar livre. É importante que esteja bem hidratado. Portanto, se receber muito sol, deve-se tomar cuidado para que não fique sem água. Durante o inverno, é melhor deixá-lo no interior ao lado de uma janela para que receba tanta luz quanto for possível. Um critério de saúde são as suas folhas. Enquanto mantiverem a sua cor natural verde brilhante, significa que o limoeiro goza de uma boa saúde. Os limões amadurecem de maneira contínua e a colheita pode ser realizada, em média, três vezes ao ano. Para colher o limão em seu momento oportuno, ele deve ter peso e estar firme. Sua casca deve estar bem amarela e lustrada. O limão se conserva muito bem durante uma semana em temperatura ambiente, e, entre duas semanas a um mês, no compartimento de verduras da geladeira.

### Como escolher um bom limão

Se for comprar limões, lembre-se de que um bom limão é aquele que pesa e é firme. Evite os limões com a casca muito rugosa, porque em geral contém menos suco. Não se preocupe se o limão apresentar manchas marrons nas cascas, porque elas não afetam o seu sabor e nem as suas propriedades. Lembre-se de descartar os exemplares que sejam moles ou que pareçam um pouco secos. E para obter a máxima quantidade de suco procure girá-lo entre as palmas das mãos antes de cortá-lo.

## Por que o limão é tão saudável?

O limão contém algumas das substâncias mais saudáveis que a natureza pode nos oferecer. Como já se sabe, é um alimento muito rico em vitamina C e contém vitaminas $B_1$, $B_2$, $B_3$, $B_5$ e $B_6$. A vitamina C é também conhecida como "ácido ascórbico" e é um poderoso antioxidante e fortalecedor do sistema imunológico. Apresenta, também, sais minerais como enxofre, cálcio, cloro, cobre, fósforo, ferro, iodo, magnésio, potássio, sódio e zinco. Do mesmo modo, 100 gramas da parte comestível do limão contêm unicamente 35 calorias, portanto 90% do limão é água e o resto de seus componentes é composto por: glicídios (7%), celulose (0,9%), proteínas (0,7%) e lipídeos (0,5%).

### Flavonoides, fonte de saúde

Um dos componentes mais interessantes do limão são os flavonoides. Os flavonoides, bioflavonoides ou antoxantinas são pigmentos vegetais que ajudam as plantas a atrair polinizadores (ou os animais que comem o fruto) para que possam dispersar melhor as sementes. Muitas vezes os flavonoides são uma adaptação das plantas à intensa radiação ultravioleta, já que as protegem dos nocivos efeitos dos raios solares.

### *Variedades mais comuns* de limão no Brasil

Estima-se que existam 100 tipos de limão em todo o mundo. No entanto, no Brasil é comum encontrarmos apenas 4 deles:

- **Galego:** é pequeno e suculento, com a casca fina verde-clara ou alaranjada;
- **Cravo:** tem a casca laranja e rugosa, em razão de uma bactéria que afeta o fruto, mas não oferece perigos a quem o ingere; tem o sabor marcante e suculento;
- **Siciliano:** é grande e de casca grossa amarela; menos suculento e mais ácido que o limão galego;
- **Tahiti:** tem a casca verde e lisa; por ser suculento e pouco ácido, é muito utilizado como tempero.

## Tabela de composição do limão
### (valores nutritivos por 100 g)

| | |
|---|---|
| Energia | 40,2 cal |
| Carboidratos | 9 g |
| Fibra | 1 g |
| Potássio | 149 mg |
| Magnésio | 18 mg |
| Ácido fólico | 7 mg |
| Vitamina C | 50 mg |

Atualmente, foram descobertos mais de seiscentos flavonoides. Todos eles exercem um papel muito relevante na alimentação humana e possuem importantes propriedades medicinais à saúde, em geral. São anticancerígenos, benéficos para o sistema cardiocirculatório, reduzem o colesterol, protegem o fígado e o estômago e são anti-inflamatórios, analgésicos e antimicrobianos. Do mesmo modo, os flavonoides são também um potente antioxidante. Os antioxidantes ajudam a combater os radicais livres, que são um dos maiores fatores de envelhecimento e um problema para a saúde. As catequinas do chá verde, por exemplo, impedem que os radicais livres exerçam seus efeitos nocivos à saúde do nosso organismo.

Os primeiros dados concretos sobre o potencial dos flavonoides foram publicados em 1936, pelo biólogo norte-americano de origem húngara Albert Szent-Györgyi e seus colaboradores. Haviam descoberto que os extratos do pimentão vermelho, do suco do limão e da citrina (uma parte cristalizada do limão) eram muito benéficos para a saúde porque diminuíam as hemorragias dos tecidos. Foi proposto o nome de vitamina P para essa substância, se bem que acabou não sendo aceito, porque os flavonoides não são realmente considerados vitaminas. A maioria dos flavonoides das frutas se encontram concentrados na pele e nas camadas mais externas, ou seja, nas zonas acessíveis à luz. Acredita-se que isso ocorre para proteger as partes internas da oxidação de sua vitamina C.

## *Quanto de vitamina* C tem um limão?

Segundo o lugar e o momento da colheita, o suco do limão pode conter entre 20 e 70 mg de vitamina C por 100 g, o que significa que um limão ou o suco de um limão corresponde a uma terceira parte de nossas necessidades diárias de vitamina C.

O uso terapêutico dos flavonoides está apenas começando. Na França, os flavonoides são usados em diversos transtornos ginecológicos. Sabe-se que alguns compostos flavonoides (isoflavonas) substituem, com eficácia, a terapia hormonal em caso de fluxo menstrual irregular ou doloroso. E nos Estados Unidos, o Dr. Carl Pfeiffer, médico especializado no cérebro, utiliza com êxito um flavonoide (denominado "rutina") em pacientes depressivos. Seus estudos têm mostrado que a rutina possui também um efeito benéfico em casos de esquizofrenia, apresentando-se como um valioso flavonoide que ajuda a combater as alergias, as infecções bacterianas e a herpes. Possui propriedades anti-inflamatórias e antiespasmódicas, protege o fígado, melhora a circulação graças as suas propriedades vasodilatadoras, previne contra a fragilidade capilar, diminui a hipertensão, incluindo a dos olhos, e diminui o risco de derrames cerebrais. A rutina ajuda na proteção contra a agressão celular que produz o amianto. E acredita-se que a rutina contribui para a absorção de vitamina C e impede a sua oxidação. Além do limão, a rutina pode ser encontrada também nas amoras, framboesas, damascos, sabugueiro, chá, espinafres e agrião. Como suplemento dietético, a rutina pode ser encontrada em forma de cápsulas ou comprimidos. Aconselha-se que se tome (entre 100 e 500 mg/dia) junto com a hesperidina e a quercetina, porque esses três componentes se complementam. Para aqueles que tomam fármacos convêm recordar que esse suplemento pode neutralizar a ação de alguns antibióticos.

E falando da hesperidina, junto com a rutina e a quercetina (que veremos mais detalhadamente no capítulo dedicado à cebola), ela é o principal flavonoide dos cítricos (e em especial do limão, embora possa ser também encontrado nas laranjas). Reside principalmente na pele e na membrana branca que se encontra antes da polpa. Por isso, ao preparar um suco, recomenda-se espremer também esta parte. É utilizada, sobretudo, como protetor dos capilares sanguíneos, considerado excelente para o tratamento das varizes, hemorroidas ou hematomas. A hesperidina protege o estômago das úlceras e é um antialérgico que se utiliza, algumas vezes, para o tratamento da febre do feno porque parece inibir a produção de histamina. Em combinação com a vitamina C, a hesperidina protege o colágeno da pele, evitando o aparecimento de rugas ou de pele caída, se bem que alguns pesquisadores afirmam que essa combinação impede a absorção da vitamina.

É cada vez mais fácil encontrar flavonoides (incluindo quercetina e hesperidina separadamente) em forma de suplementos dietéticos. De qualquer maneira, o mais aconselhável é tomá-lo de forma natural, como suco e polpa de frutas.

## *Linus Pauling* e o poder desinfetante dos cítricos

Em 1954, Linus Pauling (1901-1994) foi laureado com o prêmio Nobel de Química. Entre muitas de suas contribuições, Pauling demonstrou o grande poder dos cítricos para desinfetar a pele e destruir as bactérias nocivas para a saúde. Segundo ele, "Estes benefícios chegam até regiões do corpo mais inesperadas, como os joelhos e os cotovelos". De qualquer forma, cabe prevenir contra o atual uso de megadoses de vitaminas como terapia, e a sua prática deve ser controlada por um nutricionista com experiência (incluindo as superdosagens de vitamina C natural).

## 35 virtudes do limão

As propriedades do limão chegam até duzentas e têm sido amplamente difundidas nas últimas décadas. Selecionamos as mais destacadas de forma resumida:

- supre-nos de vitamina C natural. Antigamente, os marinheiros comiam muitos limões para evitar, em suas longas travessias, o escorbuto, provocado por um déficit de vitamina C;

- ajuda a combater a febre. Para isso, beba o suco de um limão com meio copo de água açucarada;
- é indicado contra o tifo, o sarampo, a escarlatina, a erisipela ou a difteria, entre outras doenças. Contribui no combate à difteria porque desinfeta o sangue e a garganta;
- utilizar limões com combinando-os com saladas silvestres é extremamente recomendável para eliminar todo o tipo de parasitas intestinais. O limão cura as dilatações do estômago se o tomar bem salivado. O efeito adstringente do limão faz com que as paredes se fortaleçam. Combinado com cebola e alface, limpa e regenera o estômago. A casca do limão em uma infusão quente solta o estômago e ajuda a eliminar gases. Para maior eficácia podem ser acrescentados uns grãos de erva-docê (anis);
- é uma ajuda excelente em caso de problemas de próstata. Resultado ideal se combinado com outras plantas como o extrato de sabal (*Saw palmetto*), óleo de sementes de abóbora e aveia;
- os limões são grandes agentes microbicidas, frente a muitas doenças de caráter contagioso;
- é útil para prevenir contra a gripe. É também o remédio mais apropriado para curar a tosse;
- é um grande anti-inflamatório. Cura e evita as inflamações da pele e do sangue;
- é um dos melhores alimentos para cortar as diarreias. O seu efeito adstringente ajuda a combater fermentações e putrefações;
- tomar suco de limão antes de cada refeição ajuda a estimular o apetite;
- é um poderoso depurativo. Purifica o sangue em um prazo de tempo muito curto se for acompanhado de uma dieta vegetariana racional;

- convém utilizar limões em caso de bronquite. Além disso, é conveniente a aplicação de compressas de suco de limão no peito;
- combate a velhice prematura porque rejuvenesce as células do sangue e dos tecidos;
- tomar suco de limão com regularidade ajuda a prevenir contra as dores de cabeça;
- acalma os desequilíbrios do sistema nervoso. Imediatamente após tê-lo tomado, desencadeia nas células nervosas uma rápida desintoxicação que gera bem-estar;
- é um grande sedativo do coração. O limão purifica o sangue e, fluidificando-o, regulariza imediatamente o ritmo normal do coração;
- o ácido que é fabricado no estômago devido à má digestão pode ser destruído com outro ácido natural: o do limão;
- ajuda a regular a temperatura corporal;
- combate as varizes;
- o suco do limão combate e evita a secura da garganta;
- ajuda a regularizar a menstruação;
- ajuda a combater a colite;
- combate e dissolve também o ácido úrico, o que o transforma em um remédio eficaz contra o reumatismo e a gota;
- o limão regulariza o metabolismo interno, favorecendo a assimilação de alimentos;
- o limão contém importantes vitaminas e é muito indicado em caso de avitaminose;
- o limão corta rapidamente as dores intestinais;
- o limão faz desaparecer rapidamente o mau hálito da boca;
- o limão é antiespasmódico. Regulariza as contrações anormais dos músculos e os espasmos nervosos e do ventre;
- limão ajuda a combater as infecções de bexiga e das vias urinárias;

- o limão reduz a queda do estômago e do intestino graças ao seu efeito adstringente sobre o tecido desses órgãos;
- o limão regulariza as funções de eliminação, especialmente a transpiração, tanto das pessoas que suam muito como das pessoas que suam pouco;
- o limão ajuda a combater o mau colesterol;
- o suco inteiro, integral, cru, é um elixir vital. Por que é melhor tomá-lo sempre cru? Porque os processos culinários destroem em seguida o seu alto conteúdo em vitamina C. Tomá-lo sem açúcar, ou com um pouco de mel, em meio copo de água mineral fria, em jejum;
- com um pouco de adoçante, como sabem muito bem os esportistas, é um valioso reconstituinte que dá energia. O limão é o ideal para ser usado na luta contra o cansaço;
- o melhor kit de primeiros socorros de viagem é... um limão. O seu uso interno e externo (para desinfetar e cicatrizar imediatamente uma ferida, por exemplo) e seus efeitos, praticamente imediatos, são realmente assombrosos.

## Limpar a casa com limão

Os produtos de limpeza mais comuns para limpar a casa incluem componentes não naturais que, embora limpem, deixam um aroma artificial no nosso lar. Na atualidade, muitos produtos utilizam limão porque o ácido cítrico ajuda a dissolver a gordura. Por isso, existe uma grande demanda industrial de limoneno, um dos ingredientes do limão, por sua capacidade como dissolvente biodegradável. Graças ao seu intenso poder aromático, é empregado para dar sabor e aroma a alguns produtos como as guloseimas.

Por outro lado, as cascas do limão desidratado envoltas em um pouco de gaze são eficazes contra as traças. Um bom sistema para dar brilho às joias e aos talheres de prata é limpá-las com limão e deixar secar em seguida. Do mesmo modo, para eliminar as manchas das roupas brancas, basta impregná-las com suco de limão e em seguida deixá-las secar ao sol durante meia hora. Além de branquear a roupa, o limão deixa um perfume extremamente agradável. E quem sabe, em algum restaurante, já lhe ofereceram toalhas de papel umedecidas com um odor artificial de limão. Propomos um método mais natural para eliminar o odor de peixe ou de carne das mãos. Esfregue-as com meio limão.

## Como emagrecer utilizando limão

O limão é um alimento muito útil em caso de retenção de líquidos e de transtornos ou problemas relacionados com a obesidade. A dieta do limão costuma ser uma boa ajuda para perder peso, além de ser um excelente depurativo e purificador do organismo. Igualmente, é interessante a cura do xarope de sálvia e suco de limão, como veremos mais adiante. Em todo o caso, recordamos que sempre que se queira iniciar uma dieta para perder peso, é aconselhável consultar um especialista.

## A dieta do limão

A dieta do limão é uma das dietas que mais estão na moda na atualidade. Mas os seus benefícios não se resumem unicamente em eliminar esses quilos a mais. O nosso organismo acumula toxinas. E para depurá-las, é aconselhável recorrer de vez em quando à dieta do limão.

Como se faz a dieta do limão? Essa dieta se inicia com um limão: o primeiro dia se toma um suco puro de um limão, sem açúcar e nem água. Depois segue tomando cada dia um limão a mais até chegar a dez limões no décimo dia. Em seguida, toma-se um limão a menos por dia.

As reações que surgem com a dieta do limão podem ser muito diferentes de acordo com a pessoa. Algumas pessoas podem sofrer erupções na pele similares à urticária. São reações saudáveis do corpo durante o processo e não devem assustar; pelo contrário, é um sinal claro de que o organismo está purificando o sangue e eliminando as substâncias nocivas. Durante o tempo que dura essa dieta, é recomendável ingerir alimentos de fácil digestão, como verduras ao vapor, saladas com pouco azeite de oliva e limão, frutas, caldo vegetal, sopas, aveia e arroz.

### Se for tomar um suco de limão...

O limão é um alimento muito benéfico para a saúde, mas apresenta o inconveniente de que pode estragar o esmalte dental. Portanto, a melhor maneira de tomar limão, se o faz com regularidade (como no caso da dieta do limão), é chupar o suco com um canudinho para evitar danos aos dentes. Não é aconselhável tomar suco de limão com cereais, manteiga, pão ou proteínas de origem animal, dado que esses alimentos necessitam de uma digestão alcalina. Por outro lado, lembre-se de que se recomenda tomá-lo misturado com suco de laranja ou água.

### A cura com xarope de sálvia e suco de limão

Em primeiro lugar, convém advertir que nem todo mundo pode realizar essa cura como se fosse algo normal e seguir com o ritmo diário de trabalho. Trata-se praticamente de um jejum, que normalmente se prolonga durante uns sete dias. Não se pode comer nada além do xarope de sálvia e suco de limão. Caso desejar, pode beber água e alguma tisana (exceto chá e café, naturalmente).

Essa cura é eficaz, depurativa, regeneradora do organismo e positiva para a saúde, mas também pode resultar agressiva se quem a faz tem habitualmente um ritmo de vida convencional ou que segue hábitos pouco saudáveis, já que a reação desintoxicante do organismo costuma ocorrer de forma mais explosiva. Por tudo isso, aconselhamos que, se desejar fazer essa dieta, consulte antes um especialista.

O tratamento consiste em tomar uma bebida que se prepara em casa com limão e xarope de sálvia (normalmente de bordo ou palma). Para fazer a dieta, deve-se beber todo o dia oito copos (ou no máximo dez) da bebida preparada. A perda de peso poderá oscilar entre sete e dez quilos. Durante o período em que se realiza a dieta (entre sete e dez dias) não é recomendável que se faça exercício intenso já que pode produzir uma queda da pressão arterial, causando tonturas ou desmaios.

No início da cura pode aparecer halitose ou mau hálito e a língua fica suja devido à "limpeza" que o próprio organismo executa, mas o efeito desaparece quando o corpo se limpa por completo. As melhores épocas para seguir a dieta são a primavera e o outono. Convém acompanhá-la diariamente com uma caminhada de meia hora. Durante a dieta fica proibido ingerir café, chá, medicamentos ou suplementos vitamínicos. Os consumidores habituais de álcool, cigarro e fármacos costumam sentir muitas reações com essa cura. Os quilos perdidos não são recuperados se após a cura praticar exercícios e manter uma alimentação natural centrada em verduras, frutas, cereais e legumes. A dieta em si é depurativa e reduz o colesterol. Resultado também muito favorável para a saúde da pele, unhas e cabelo.

## *Preparo* de um copo da bebida

Misture 250 ml de água mineral com duas colheres de sopa de suco de limão, duas colheres de xarope de sálvia, o suco de dois limões e uma pitada de páprica.

Por outro lado, há aqueles que seguem essa dieta em regime de semijejum (mantendo o almoço, a metade do jantar e comendo com muita moderação). Assim também se consegue excelentes resultados: perde a metade dos quilos, não passa fome e o processo de desintoxicação, embora seja um pouco mais lento, atinge o mesmo resultado e é muito perceptível (cabelo sedoso e brilhante e pele muito suave). Nesses casos, a continuidade de uma alimentação do tipo vegetariana, dando prioridade a frutas e verduras, é muito conveniente. Por isso, muitas pessoas se entusiasmam com essa cura e durante o processo sentem apenas falta de alimentos muito condimentados, como carnes e café.

## O limão na aromaterapia

O limão é empregado na aromaterapia por diferentes motivos. Por exemplo, foi demonstrado que ajuda a combater o estresse. Nesses casos, deve ser usado com moderação, porque é muito concentrado: para obter um quilo de óleo essencial de limão são necessários entre 150 e 200 quilos da fruta. Atua também como um elemento refrescante, antisséptico e purificador geral do organismo. O óleo essencial de limão foi imitado com exaustão – com maior ou menor sucesso – pela indústria química para aclimatar locais fechados, desde salas de cinema até grandes comércios. Na atualidade, é empregado puro para vaporizar o ambiente em balneários e *spas* de alto nível na hora das sessões de massagem, relaxamento dos pacientes e para alcançar um estado de profunda paz interior.

Alguns produtos capilares incorporam o limão entre os seus ingredientes porque, como vimos antes, a vitamina C ajuda a dar brilho e beleza ao cabelo. O pH ácido que contém atua sobre as cargas elétricas da proteína do pelo (queratina) e gera como resultado uma maior suavidade, tornando o penteado mais fácil. É, além disso, antisseborreico (ajuda a combater a caspa) e adstringente. Para isso, basta acrescentar uma colher de suco de limão no xampu habitual.

## O limão na cozinha

O limão é um ingrediente usado com muita frequência na cozinha. Por exemplo, a casca do limão aparece em numerosos pratos de confeitaria, proporcionando esse especial sabor cítrico, amargo e levemente adocicado com tanta personalidade graças ao óleo que contém. De fato, esse óleo é extraído para o uso na indústria alimentícia na elaboração de condimentos, geleias, compotas e essências.

Como se sabe, com os limões são preparados também sucos, refrescos e sorvetes. Do mesmo modo, o suco de limão é empregado, de forma industrial ou artesanal, na elaboração de todos os tipos de bebidas refrescantes, como limonadas e sangrias. Além disso, é um bom condimento natural e como antioxidante ajuda para que não escureçam alguns alimentos, como as alcachofras após cozinhá-las e as maçãs após descascá-las.

**Limonada**
INGREDIENTES PARA DUAS PESSOAS
*3 limões*
*600 ml de água*
*Mel*

Corte os 3 limões em rodelas. Em seguida, ferva-as em 600 ml de água, até que se reduza à metade. Adicione o mel a gosto.

**Infusão de alecrim, mel e limão**
INGREDIENTES PARA DUAS PESSOAS
*50 g de folhas de alecrim*
*250 ml de água*
*Suco de ½ limão*
*2 colheres (de chá) de mel*

Coloque as folhas de alecrim na água fervendo com o suco de limão. Adicione o mel e misture. O alecrim melhora o sistema circulatório e fortalece as defesas.

### Receita para combater o resfriado
INGREDIENTES PARA DUAS PESSOAS
*1 cebola grande*
*2 colheres (de sopa) de mel*
*Suco de 1 limão*

Pique a cebola, adicione o mel e o suco de limão. Deixe em maceração (de molho) toda a noite. No dia seguinte, beba essa mistura em colheradas. A cebola e o mel facilitam a expectoração e aliviam a tosse e a irritação das vias respiratórias.

### Suco energético de limão, laranja e cenouras
INGREDIENTES PARA DUAS PESSOAS
*Suco de 1 laranja*
*Suco de 1 limão*
*200 g de cenoura*

Lave as cenouras e passe-as no liquidificador. Adicione o suco de laranja e de limão. Se desejar, acrescente meia beterraba líquida. Misture bem e sirva. Essa bebida contém vitaminas A, C, $B_1$, $B_3$ e $B_6$, magnésio, cobre, zinco, manganês, ferro, cálcio.

### Bebida de aipo, maçã e limão
INGREDIENTES PARA DUAS PESSOAS
*1 maçã*
*2 limões*

*3 talos de aipo*
*1 colher (de chá) de espirulina em pó*

Esprema os limões. Em seguida, pique a maçã. Passe todos os ingredientes no liquidificador até conseguir uma mistura homogênea. Se desejar, pode adoçar esse preparo com uma colher (de chá) de açúcar mascavo.

**Laranjada de cítricos**
INGREDIENTES PARA DUAS PESSOAS
*Suco de 4 laranjas*
*Casca ralada e o suco de um limão*
*Casca ralada de 1 limão*
*Suco de 1 lima*

Misture os dois sucos com as cascas de lima e limão. Misture bem. Se preferir algo refrescante no verão, adicione um pouco de gelo picado.

**Sorvete de limão**
INGREDIENTES PARA DUAS PESSOAS
*2 claras de ovo*
*½ litro de suco de limão*
*1 colher (de sopa) de raspas de limão*
*180 g de açúcar mascavo*
*½ litro de água*

Esquente no fogo lento a água com o açúcar e as raspas de limão durante 15 min. Deixe esfriar e adicione o suco de limão. Coloque na geladeira por 45 min. Bata as claras em neve, não muito firme, e adicione na mistura anterior, mexendo com cuidado. Guarde no refrigerador por quatro horas no mínimo.

### Raspadinha de chá verde com limão e hortelã
INGREDIENTES PARA QUATRO PESSOAS
*3 colheres (de sopa) de chá verde*
*1 litro de água*
*150 g de açúcar mascavo*
*6 limões*
*1 colher (de sopa) de folhas de hortelã*
*½ copo de gelo picado*

Coloque a água para ferver. Adicione o chá e deixe repousar por 4 min. Coe e acrescente o açúcar e o suco dos 6 limões. Despeje a infusão no liquidificador, junto com o gelo picado e as folhas de hortelã. Triture na velocidade máxima durante 2 min e sirva em seguida.

### Arroz ao limão
INGREDIENTES PARA QUATRO PESSOAS
*500 g de arroz longo tipo basmati*
*200 ml de caldo de vegetais*
*2 litros de água*
*Azeite de oliva*
*Sal*
*Raspas de 1 limão*
*Ervas aromáticas a gosto*

Coloque a água para ferver. Em seguida, adicione o caldo, o sal e as raspas de limão. Lave o arroz e o coloque para cozinhar por, aproximadamente, 20 min. Quando o arroz estiver cozido, escorra e coloque para servir. Acrescente um fio de azeite de oliva e ervas a gosto.

## Couve-flor com molho de tahini ao limão
INGREDIENTES PARA DUAS PESSOAS
*1 couve-flor grande cortada em ramos*
*3 dentes de alhos amassados*
*1 colher (de sopa) generosa de* tahini
*Suco e raspas de 1 limão*
*1 colher (de sopa) de sementes de gergelim tostadas*
*Sal*
*Pimenta-do-reino*
*Noz moscada*

Cozinhe a couve-flor no vapor (ou ferva com um pouco de água salgada) até que fique cozida. Enquanto isso, para preparar o molho, amasse o alho junto com o *tahini*, o suco e as raspas de limão, sal, pimenta-do-reino e noz moscada. Misture cuidadosamente até formar uma massa espessa.

Escorra a couve-flor com cuidado. Coloque-a em uma travessa e cubra com o molho. Por último, polvilhe com as sementes de gergelim.

## Sobremesa musse de limão
INGREDIENTES PARA DUAS PESSOAS
*2 limões médios*
*3 claras de ovo*
*60 g de açúcar mascavo*
*50 g de açúcar de confeiteiro*
*40 g de amido de milho*
*250 ml de leite*
*200 ml de água*

Lave os limões e corte a pele à juliana (em tiras). Reserve umas tiras de pele para decorar. Ferva o resto na água. Reserve. Esprema

1 limão e reserve o suco. Bata as claras em neve e adicione o açúcar de confeiteiro. Reserve na geladeira. Em outra panela, misture o amido de milho, o açúcar mascavo e o leite e deixe cozinhar sem parar de mexer durante 7 min, mais ou menos. Espere que a mistura esfrie um pouco e acrescente a água aromatizada com a casca do limão e o suco de limão.

Em seguida, adicione à mistura as claras batidas em neve com movimentos suaves e envolventes. Sirva em taças de musse decorada com as tiras das cascas do limão reservadas.

### Torta vegana de tofu de soja com limão
INGREDIENTES PARA QUATRO PESSOAS
PARA A BASE
*250 g de migalhas de bolacha tipo cracker*
*80 g de xarope de bordo*
*½ colher de extrato de amêndoa*
PARA O RECHEIO
*450 g de tofu fresco*
*70 g de açúcar mascavo*
*1 colher (de sopa) de manteiga de amêndoa (tipo nutella)*
*2 colheres (de sopa) de suco de limão*
*1 colher (de chá) de raspas de limão*
*½ colher (de chá) de extrato de amêndoa*
*2 colheres (de sopa) de amido de milho dissolvidas em duas colheres (de sopa) de leite de soja*
*Uma pitada de sal*

Preaqueça o forno a 180 ºC. Em uma tigela média, misture as bolachas, o xarope e o extrato de amêndoa até que as migalhas fiquem umedecidas. Unte a bandeja para tortas com uns 20 cm de diâmetro e coloque essa pasta apertando bem até obter uma base compacta. Deixe no forno por 5 min e coloque para esfriar enquanto prepara o recheio. Para o recheio, misture todos os ingredientes em uma batedeira até obter uma consistência uniforme. Despeje sobre a base da torta e leve ao forno por 30 min até que a parte superior da torta fique ligeiramente dourada. Deixe esfriar na temperatura ambiente e coloque na geladeira por duas horas no mínimo.

# Alho, o grande antibiótico natural

## Uma maravilha com uma longa história

O alho (*Allium sativum*) é o grande antibiótico natural e seus benefícios são conhecidos desde muitos anos. Provavelmente, é o alimento com mais propriedades medicinais demonstradas experimentalmente: hipotensor, fluidificante do sangue, diminui o colesterol, antibiótico e antisséptico geral, estimulante das defesas, vermífugo...

Essa maravilha da natureza é proveniente da Ásia Central. Há mais de três mil anos já era conhecido na Índia, na cultura suméria (era usado para combater parasitas e prevenir contra epidemias) e no antigo Egito. Existe um conhecido relato do historiador Heródoto, segundo o qual os construtores que levantaram as pirâmides de Queóps consumiram alho durante trinta anos pelo valor de 1.600 talentos, que era uma cifra extraordinariamente elevada para a época. No século I, o alho e a cebola eram prescritos na Índia para o tratamento de doenças cardíacas e reumáticas.

Os gregos e os romanos também herdaram do Egito a utilização do alho como condimento e alimento revitalizante. Por exemplo, os atletas o tomavam antes das competições. Conheciam, portanto, as suas virtudes. E foram os primeiros a considerá-lo como um afrodisíaco (apesar de ser um afrodisíaco muito leve). A lenda sobre a planta mágica que Ulisses usou para se defender dos encantos de Circe diz que se tratava de alho silvestre. Hipócrates e seus seguidores empregavam alho cru contra a cólera e a lepra. O escritor, humanista e cientista romano Plínio, o Velho, recomendava-o contra a tuberculose e como remédio em caso de envenenamento, asma, reumatismo ou hemorroidas. Galeno, pioneiro da medicina mais convencional, falava aos seus alunos de uma planta "capaz de curar tudo", referindo-se ao alho.

Na Idade Média, o prestígio terapêutico do alho sofreu certo retrocesso, devido ao fato de ser relacionado à bruxaria. No entanto, na baixa Idade Média e no Renascimento o alho atuou praticamente como a única defesa dos europeus contra a peste. Precisamente no Renascimento, o alho se transformou em um condimento habitual dos povos mediterrâneos e bálticos, sobretudo entre as classes menos favorecidas, que não tinham condições de custear os temperos com especiarias provenientes do Oriente.

## O vinho dos quatro ladrões

Conta uma lenda que durante o período da peste que assolou Toulouse (França), durante o século XVII, que causou mais de cinquenta mil mortes, quatro ladrões se dedicavam a saquear as casas das famílias mortas, sem que fossem contagiados. Acabaram presos e, sob a promessa de que seriam soltos se contassem o segredo da sua imunidade, os ladrões confessaram que estavam tomando um vinho especial, macerado com alho e algumas plantas medicinais. E foi aí que surgiu o vinho dos quatro ladrões, cuja receita é a seguinte: deixe macerar durante dez dias em 2 litros e meio de vinho uma mistura de absinto, artemísia, lavanda, hortelã, alecrim, arruda e sálvia (40 g de cada planta) com alho, cálamo, canela, cravo-da-índia e noz moscada (5 g de cada ingrediente). Em seguida, adicione 10 g de cânfora e 40 g de ácido acético. Após dez dias, coe o líquido. Beba uma ou duas doses ao dia.

## Como cultivar alhos

O alho é uma planta bulbosa da família das liliáceas que costuma alcançar uns 30 cm de altura. A planta tem um ciclo de vida de dois anos. Possui muitas raízes curtas e se adapta em qualquer tipo de cultivo. É uma planta bastante rústica e aguenta bem os diferentes climas. Tolera o frio do inverno e aparece com muita frequência nas hortas urbanas. A planta produz um bulbo a partir das reservas acumuladas na base das folhas. O bulbo do alho é formado por gomos que conhecemos como "dentes". O número de dentes por bulbo depende da variedade e das condições ambientais. Desse modo, pode ter de 2 a 3 dentes até 15 ou mais. O bulbo, arredondado e composto por vários gomos, é formado essencialmente por água e carboidratos, assim como por proteínas, gordura e celulose.

### Como selecioná-los

Os alhos de qualidade são os que têm certo peso e cuja casca se encontre seca. Não deve apresentar brotos verdes e nem tons amarelados na pele. Os alhos podem ser conservados durante vários meses (até um ano, se são bem conservados), e, os que menos aguentam são os alhos brancos. Guarde-os em um lugar fresco e seco e com um pouco de ventilação porque, caso contrário, germinarão devido à umidade. Se quiser conservar os dentes de alho separados, pode deixá-los submersos em azeite.

Ao contrário do que muita gente acredita, é muito simples cultivá-lo em casa. Necessita apenas de uns poucos metros quadrados de terreno ou um caixote na varanda. Na hora de plantá-lo, a partir dos próprios dentes de alho, convém levar em conta que apresenta certa latência, ou seja, que o alho recém-cozido pode demorar a germinar. O alho se associa bem com alface, beterraba e acelgas. Em contrapartida, convém evitar que coincida com ervilhas ou feijão. O alho branco demora um pouco mais para amadurecer que o alho roxo, mas em compensação se conserva melhor. Plante os dentes separados por 10 cm uns dos outros e em torno de 5 cm de profundidade. Quem mora em um país de clima quente deve semear os alhos no outono; já em um país de clima frio, o ideal é semeá-los ao final da primavera. Não regue muito e evite encharcamentos. Quando as folhas começarem a secar, é o momento da colheita. As substâncias nutritivas ficam concentradas no bulbo; por isso que as folhas ficam secas.

Para conservar o alho é necessário secá-lo. Espalhe as plantas colhidas sobre ramos e troncos e deixe-as em uma área sombreada e arejada. Em uma semana ficarão secos e prontos para a sua conserva. Pode entrelaçar as folhas para formar uma clássica trança de alhos.

## *Alho branco,* alho roxo e alho-poró

As três variedades de alho que são vendidas nos comércios são as seguintes:

- **alho branco ou comum:** é o de maior tamanho dos três e mais fácil de conservar. De cor branca e tonalidade carnosa, é a variedade mais habitual em todo o mundo;
- **alho roxo ou rosado:** a cor da sua casca é roxa. Não se conserva tão bem como o alho branco;
- **alho-poró:** existem mais de 1.250 espécies deste gênero. O alho-poró é o fruto imaturo do alho comum e possui o mesmo sabor, embora um pouco mais suave. É também antimicrobiano, hipotensor, diurético e regula o ritmo cardíaco. Suas flores nem sempre se abrem e durante a floração permanecem dentro de uma cápsula membranosa.

## O que o alho nos proporciona?

A substância ativa fundamental do alho é uma substância sulfurada e inodora chamada "aliina", que representa apenas 0,4% do dente de alho. A aliina, embora inodora, se picarmos um dente de alho e rompermos a sua estrutura molecular, a ação de um fermento do próprio alho transforma primeiro a aliina em alicina e depois em dissulfuretos de alilo, que possui o característico cheiro de alho. A alicina é perecível; se cortarmos um alho pela metade e o expusermos um dia a uma temperatura média de 25 °C, sobrará apenas uma milésima parte da quantidade inicial. Por isso que o alho cru recém-cortado mantém todas as suas propriedades medicinais, o que não ocorre com os pré-cozidos ou com os temperos de alho.

O alho contém vitaminas A, $B_1$, $B_2$ e C, mas não em grande quantidade. Embora tenha uma forma de vitamina $B_1$ (tiamina), muito assimilável e útil para o metabolismo, é indicada em caso de estados de nervosismo e depressão. Entre os elementos minerais que contém se destacam: potássio, magnésio, ferro, iodo, silício e, sobretudo, enxofre. Os antioxidantes, contidos no alho, ajudam a retardar o envelhecimento de maneira natural. Do mesmo modo, possui uma grande riqueza em proteínas e carboidratos. Porém, como a presença do alho na nossa dieta é mínima em comparação com outros alimentos, o conteúdo de carboidratos e proteínas é quase imperceptível.

Uma das grandes vantagens que contém o alho para a nossa saúde reside, sobretudo, no enxofre. Como já indicamos antes, o principal componente do alho é a aliina, uma substância sulfurada. Talvez você não saiba, mas o enxofre é muito benéfico para a saúde. Esse mineral é encontrado em alimentos como o alho, a cebola, os brócolis, o repolho, o germe de trigo e feijões, embora nenhum outro vegetal, como o alho, contenha tanto enxofre. É encontrado também em alguns aminoácidos (cisteína, cistina e metionina) presentes nas proteínas. Se desejar, pode consumi-lo em forma de oligoelemento, mas, como sempre, recomendamos buscá-lo em alimentos que vêm diretamente da natureza. Os principais benefícios do enxofre são os seguintes:

- ajuda a nutrição das células e facilita a eliminação de resíduos por parte delas;
- estimula a secreção de bílis por parte do fígado;
- facilita a depuração de toxinas por parte do fígado;
- estimula a síntese de queratina e colágeno, melhorando, assim, a saúde do cabelo, pele e unhas;
- ajuda a regular e equilibrar o metabolismo dos açúcares, tanto nos níveis de açúcar no sangue muito baixos ou muito altos. Portanto, é um alimento muito adequado para os diabéticos, que necessitam regular o açúcar do seu sangue;
- alivia os sintomas da artrite e da fibromialgia.

## Tabela de composição do alho
### (Valores nutritivos por 100 g)

| | |
|---|---|
| Energia | 114 Kcal |
| Água | 64 ml |
| Carboidratos | 24 g |
| Proteínas | 5,3 g |
| Potássio | 530 mg |
| Magnésio | 134 mg |
| Iodo | 40 mcg |
| Vitamina B1 | 0,16 mg |
| Vitamina B3 | 2,2 mg |
| Vitamina B6 | 0,32 mg |
| Enxofre | 70 mg |

## O grande antibiótico natural

As medicinas natural e convencional coincidem ao indicar como primeira virtude terapêutica do alho a sua ação antisséptica e antibiótica, como demonstrou Louis Pasteur, em 1858. Desde então, incontáveis pesquisas têm evidenciado que esse alimento inibe o crescimento de germes patógenos e fortalece as nossas defesas. O suco de alho cru destrói as bactérias patógenas e possui uma acentuada ação inibidora sobre os vírus. Apesar de os seus efeitos serem mais lentos e menos espetaculares comparados aos antibióticos artificiais, o alho não tem efeitos colaterais nocivos para o organismo. Isso é especialmente importante para aqueles que apresentam reações alérgicas com os antibióticos convencionais. Do mesmo modo, tampouco destrói a flora intestinal. Pelo contrário, atua favorecendo a secreção de sucos gástricos e provoca um aumento da secreção biliar, ou seja, é um bom digestivo. Hoje em dia, até os sofisticados e tecnológicos japoneses o empregam como antibiótico: trata-se de um composto inodoro elaborado com alho prensado a frio para preservar as suas propriedades.

O consumo de alho em grandes quantidades é muito eficaz para eliminar infecções nas vias urinárias, intestinais e, sobretudo, pulmonares. As essências do alho constituem um grande desinfetante dos alvéolos pulmonares. Tais essências, por serem voláteis, quando chegam digeridas no sangue são logo eliminadas pelos pulmões. Por isso, consumir alho é muito eficaz contra doenças clássicas do aparelho respiratório: gripe, bronquite, asma, coqueluche ou tuberculose.

## Alho para reforçar as defesas

Pesquisas recentes demonstram que o alho fortalece as defesas. A cisteína é a substância responsável pelo efeito favorecedor do alho no sistema imunológico. A cisteína é um composto de enxofre empregado na medicina para fluidificar as secreções bronquiais e favorecer a eliminação de esputos. Trata-se de um precursor da glutationa, um tripeptídeo composto de cisteína, ácido glutâmico e glicina, que desempenha um papel relevante na luta contra os radicais livres. A cisteína é instável, por isso que voltamos a recomendar o alho fresco.

## O alho e o sistema cardiocirculatório

Outro grande aspecto terapêutico do alho é encontrado na sua ação anticoagulante e redutora de gorduras no sangue. Diversos estudos provam que o alho pode reduzir a tendências das plaquetas em formar coágulos sanguíneos. A aliina, o principal composto sulfuroso do alho, possui um efeito inibidor contra a agressão plaquetária. O polissulfuro de alilo contido no alho proporciona elasticidade aos vasos e ativa a sua dilatação, por isso que reduz o colesterol nocivo. Ao mesmo tempo, influencia o músculo cardíaco de forma tônica, o que faz do alho uma substância reguladora da pressão arterial.

Todas essas propriedades fazem com que o alho seja eficaz para a prevenção ou o tratamento em longo prazo da maioria das doenças cardiovasculares, como a arteriosclerose, o infarto do miocárdio, as embolias, a flebite e, sobretudo, a hipertensão. Como regulador da hipertensão o seu efeito é bastante rápido: basta consumir dois ou três dentes de alho ao dia com as saladas para que a pressão sanguínea fique compensada. Em caso de endurecimento das artérias e coagulação do sangue em virtude da presença de lipídios, as essências do alho alcalinizam o sangue em médio e longo prazo, por isso que o seu consumo deveria ser obrigatório àqueles que sofrem convalescências de infartos ou colapsos circulatórios.

## Alimento preventivo contra o câncer

Não existem alimentos milagrosos contra o câncer, mas se torna evidente que uma alimentação saudável é a melhor maneira de prevenir contra o surgimento dessa doença. Diversos estudos parecem validar a tese de que o alho é um dos alimentos mais adequados na prevenção contra o câncer. Por exemplo, no ano de 2003, o prestigiado Instituto Científico Weizman de Israel divulgou um estudo que indicava a eficácia do alho (concretamente da alicina, um dos princípios ativos mais relevantes) na prevenção e luta contra o câncer.

### Quem não deve consumir alho?

Embora o alho seja um alimento muito saudável, existem pessoas que não deveriam consumi-lo. Por exemplo, as mães em época de amamentação que comem alho transmitem o seu forte sabor ao leite materno, o que pode ser desagradável ao bebê. Por outro lado, o aparelho digestivo do bebê não está preparado para assimilar alguns dos princípios ativos do alho. Do mesmo modo, é desaconselhável também o consumo de alho às pessoas que têm problemas intestinais e estomacais (sobretudo se sofrem de úlceras, hiperatividade gástrica ou inflamações gastroduodenais), problemas no fígado ou nos rins e doenças de pele.

## O alho e o sistema digestivo

Outra das grandes propriedades curativas do alho é a sua ação benéfica sobre o sistema digestivo. Já na boca, as essências do alho têm uma ação antisséptica notável, favorecendo a secreção salivar e abrindo o apetite. No estômago, o alho favorece a secreção do suco gástrico e tonifica as paredes. No intestino, o alho potencializa os movimentos peristálticos, limpando e tonificando a mucosa intestinal; além disso, é um grande estimulante do fígado e do pâncreas.

Por todas essas razões, o alho é indicado para doenças como dispepsia, prisão de ventre crônica e todo o tipo de transtornos intestinais. Deve-se recordar seu poder como vermífugo: as ingestões de alho com óleo cru (ou melhor, o suco de alho) são um meio excelente para eliminar parasitas, lombrigas e tênias.

### Um grande desintoxicante

Convém destacar a importância do alho no processo de desintoxicação do cigarro e do álcool. O alho é estimulante, diurético e expectorante. Ajuda a eliminar os resíduos que vão ficando no organismo e suas enzimas favorecem uma boa síntese dos ácidos graxos. As contraindicações do consumo de alho são mínimas. Em alguma ocasião, o consumo massivo de alho pode resultar em alergias cutâneas e irritações gastrointestinais, no entanto esses raros efeitos pesam muito pouco diante de suas numerosas vantagens.

### Como incorporar o alho na dieta

Como vimos anteriormente, o alho ajuda a prevenir contra várias doenças. Se não estiver acostumado a comer alho, comece ingerindo durante alguns dias apenas um dente de alho, preferivelmente durante a refeição do meio-dia, para que em duas ou três semanas consiga consumir dois ou três dentes de alho diários. Podemos consumir o alho como ingrediente na salada ou como condimento em uma variedade de pratos. Favorece sempre o sabor dos pratos, em especial dos arrozes. O pão e a batata também adquirem um apetitoso sabor com esse condimento. Pode ser útil um triturador de alhos, já que o nosso paladar tolera muito melhor as essências sulfuradas do alho triturado, como evita também a incômoda irritação bucal se comermos em grandes quantidades.

## A cura por meio do alho

Se desejar empregar o alho como antibiótico natural ou elemento desintoxicante contra doenças já declaradas, a quantidade de alho a ser ingerida deve ser maior que a habitual e é conveniente que consulte antes um especialista. O organismo precisará se acostumar a comer de cinco a dez dentes de alho ao dia, por isso que é necessário ajustar a quantidade em função das suas características. De toda a maneira, uma fórmula muito eficaz para acelerar a ação benéfica do alho é tomá-lo em jejum com um pouco de limão ou caldo vegetal.

Para se habituar, comece ingerindo um ou dois dentes de alho durante uma semana. Há aqueles que os acompanham com uma fatia de pão integral. Em seguida, aumente um dente de alho a cada semana, até chegar a quatro ou cinco. A quantidade depende da tolerância de cada pessoa: algumas conseguem comer uma cabeça inteira sem qualquer dificuldade. Em caso de ingeri-lo em fórmulas líquidas, convém utilizar frascos de vidro que feche bem, já que os princípios ativos se evaporam com facilidade.

Para os transtornos reumáticos, o alho cru, ralado, amassado ou picado oferece excelentes resultados. Coloque em um copo com caldo vegetal e beba meia hora antes das refeições.

Devemos lembrar que para que a cura por meio do alho seja eficaz, deve ser acompanhada de uma mudança geral na dieta. Ou seja, não se pode esperar que o alho cure uma determinada doença (por exemplo, uma bronquite crônica) se ao mesmo tempo não evitarmos o cigarro e passarmos para uma dieta rica em frutas e verduras. O alho, do mesmo modo que outros tesouros da natureza, como os cítricos ou a cebola, apenas adquire uma máxima eficácia curativa quando o doente realiza uma mudança total de hábitos. Recomenda-se uma dieta que inclua verdura crua, sementes germinadas, frutas frescas, cereais integrais, verdura cozida e um pouco de iogurte.

## O cheiro de alho

As essências do alho geram um problema de índole social. Muita gente sente vergonha que o hálito cheire a alho. A intenção de superar o aroma do alho tem levado a dietética e a farmacopeia natural a nos oferecer diversas fórmulas de extrato de alho que evitam que o consumidor tenha um hálito carregado de enxofre. No mercado nos oferecem o extrato de alho solidificado em pastilhas e comprimidos (cápsulas de gelatina vegetal) com óleo de alho. Existe também um extrato de alho maturado.

Levando em conta que o alho cru é sempre mais eficaz que os preparados, teremos que pagar o preço com o cheiro. Uma boa estratégia é escovar os dentes após as refeições com alguma pasta de dente rica em clorofila e, em seguida, mastigar um pouco de salsa ou hortelã, repetindo a operação de limpeza após algumas horas. Diminui também o cheiro do alho a ingestão de uma maçã crua, bem como saborear grãos de erva-doce (anis).

## O alho na cozinha

O alho é um dos ingredientes mais empregados na gastronomia. Há muitas maneiras de utilizá-lo, além do seu habitual uso como condimento. Há quem unte a travessa ou o recipiente em que vai servir a comida para que dê um toque aromático. Por outro lado, os alhos podem ser conservados no azeite, macerados no vinagre ou submersos por uns dois minutos na água para que fiquem macios e fáceis de descascar.

O alho costuma combinar bem com a maioria dos alimentos, mas é incompatível, ou não combina com frutas (exceto maçã), doces, castanhas, nozes, chocolates, pastéis e guloseimas.

### Água de alho
INGREDIENTES PARA DUAS PESSOAS
*90 g de alhos descascados*
*250 ml de água*

Amasse firmemente os alhos e passe-os para um recipiente. Derrame em cima deles água fervendo e deixe em maceração durante toda a noite. No dia seguinte, coe com um coador ou filtro de papel e engarrafe.

**Conselho:** nesta receita, a quantidade de alho varia em função da idade da pessoa e da possível intolerância estomacal que pode provocar. A proporção habitual em adultos é de 90 g por cada quarto de litro de água e de 15 g para crianças menores. Recomenda-se tomar entre 100 e 250 ml/dia, divididos em oito ou dez doses.

### Bebida de alho, limão e cebola
INGREDIENTES PARA UMA PESSOA
*6 dentes de alho*
*1 cebola média*
*Suco de 2 limões*
*3 colheres (de sopa) de água*

Amasse os dentes de alho e a cebola até formar uma pasta. Em seguida, adicione o suco de limão e a água. Misture bem.

**Conselho:** o melhor é tomar esta bebida recém-preparada e de uma vez só para que fique menos desagradável. Conhecida entre os naturistas-vegetarianos como a "penicilina vegetariana", as propriedades dos três ingredientes combinam bem e é um remédio clássico muito eficaz (sobretudo em caso de transtornos respiratórios), porém o sabor não é muito agradável.

### Pão tostado com alho
INGREDIENTES
*Pão*
*Dentes de alho*
*Azeite de oliva*

Recomenda-se optar sempre pelo pão integral da melhor qualidade e tostá-lo ligeiramente, antes de esfregá-lo com um ou dois dentes de alho descascados e cortados pela metade. Em seguida, adicione o azeite de oliva.

### Pão de alho
INGREDIENTES PARA DUAS PESSOAS
*4 pãezinhos médios*
*4 dentes de alho*
*Manteiga*
*Sal*
*Salsa*

Primeiro, faça vários cortes transversais nos pães. Separadamente, prepare uma mistura com os dentes de alho, sal e a salsa a gosto. Em seguida, passe em cada corte um pouco de manteiga e da mistura. Agora, envolva os pães em papel alumínio e leve ao forno a 170 °C durante 15 min. Deixe esfriar um pouco antes de servir.

**Conselho:** o truque desta receita simples e deliciosa reside nos cortes. Quanto mais cortes realizar e mais próximos eles forem, maior será o sabor do alho.

### Sopa de alho
INGREDIENTES PARA QUATRO PESSOAS
*1 cabeça de alho*
*150 g de pão integral duro (de dias anteriores)*
*4 ovos*
*5 colheres (de sopa) de azeite de oliva*
*Sal marinho*
*1/2 colher (de chá) de pimentão moído*
*½ litro de caldo vegetal*

Debulhe a cabeça de alho, mas sem descascá-lo. Faça um pequeno corte em cada um. Corte o pão em fatias finas. Em uma panela refogue o alho no azeite. Quando começar a ficar dourado, adicione o pão e refogue também, ligeiramente. Adicione sal a gosto e a páprica. Afaste a panela do fogo e derrame imediatamente o caldo de vegetais. Misture, de vez em quando, e confira se o sal foi suficiente. Quando começar a ebulição, coloque os quatro ovos, sem casca, com cuidado para que as gemas não se rompam. Quando a clara estiver cozida, com a gema ainda mole, a sopa estará pronta para ser servida.

### Caldo de alho
INGREDIENTES PARA QUATRO PESSOAS
*2 cabeças de alho*
*2 colheres (de sopa) de salsa picada*
*2 colheres (de sopa) de tomilho*
*1 folha de louro*

*Sal marinho*
*2 litros de água*

Coloque todos os ingredientes para ferver em uma caçarola. Em seguida, abaixe o fogo e deixe cozinhar durante cinquenta minutos. É importante abaixar o fogo porque, caso contrário, o alho vai perdendo as virtudes e seu sabor tende a ficar mais áspero. Por último, coe.

**Caldo vegetal**
Ingredientes para quatro pessoas
*2 ramos de aipo*
*2 cenouras*
*1 cebola*
*1 nabo*
*2 tomates*
*2 dentes de alho*

Coloque todos os ingredientes para ferver. Em seguida, abaixe o fogo e deixe cozinhar por mais 40 min. Por último, coe o caldo espremendo os legumes.

**Aioli**
Ingredientes para duas pessoas
*2 gemas de ovo*
*4 dentes de alho descascados*
*Azeite de oliva*
*Sal*

Em primeiro lugar, descasque o alho. Amasse os dentes de alho em um pequeno pilão com uma pitada de sal. Amasse bem, até que vire uma pasta homogênea. Não convém abusar do sal nesta receita. Adicione a gema de ovo e misture bem com o pilão.

Em seguida, enquanto mistura continuamente fazendo círculos, vá derramando o azeite de oliva gota a gota. Mantenha o mesmo ritmo o tempo todo, até conseguir um molho espesso e compacto. Se notar que está se tornando menos espesso, convém deixar de acrescentar o azeite de oliva até que, sem parar de mexer, volte a recuperar a textura cremosa.

**Conselho:** um truque para que não perca o ponto é adicionar um pouco de clara de ovo ou colocar umas migalhas de pão no início. Lembre-se de que o autêntico aioli leva unicamente alho e óleo, uma receita apta para todos os paladares, que é preparada do mesmo modo.

O aioli é uma receita típica da gastronomia catalã. E uma boa referência para saber quantos dentes de alho deve usar é incluir dois ou três dentes, por pessoa.

### Guacamole
Ingredientes para duas pessoas
*2 abacates maduros*
*1 dente de alho bem picado*
*1 colher (de sopa) de cebola ralada*
*1 tomate médio em pedaços pequenos*
*2 colheres (de chá) pequenas de suco de limão*
*1 pitada de coentro*
*Sal*

Descasque e retire a semente do abacate. Em seguida, amasse-os com um garfo até que a polpa tenha uma consistência cremosa. Agora, adicione a cebola ralada, o alho, o tomate, o suco de limão, o coentro e sal a gosto. Misture tudo bem e já está pronto.

**Conselho:** o guacamole é uma das receitas mais conhecidas internacionalmente. É delicioso e fácil de preparar. É acompanhado por tortilhas de milho ou com nachos. Não se esqueça do suco de limão porque é graças a ele que a mistura não escurece.

### Batatas arrugadas e molho picante
Ingredientes para quatro pessoas
*1 kg de batatas bem pequenas*
*Sal*
Para o molho
*3 dentes de alho*
*1 punhado de cominho*
*Pimenta*
*Sal*
*Páprica*
*Azeite de oliva*
*Vinagre*

Coloque as batatas em uma panela grande e adicione água, mas que não chegue a cobri-las. Acrescente 250 g de sal. Cozinhe-as e, quando estiverem cozidas, desligue o fogo. Deixe repousar por um tempo. Retire as batatas, que deverão estar arrugadas (enrugadas). Em seguida, deixe que se sequem sobre um escorredor. Separadamente, amasse em um pilão o alho com um pouco de sal, um pouco de pimenta, um pouco de páprica e o cominho. Adicione uma xícara de azeite, um fio de vinagre e misture bem. Sirva as batatas com o molho separado.

# Cebola, a hortaliça mais popular

Um alimento presente no mundo todo

A cebola tem origem no centro da Ásia. Muito provavelmente começou a crescer onde hoje se situam o Irã, o Afeganistão e o Paquistão. Sabemos que no antigo Egito já era um alimento muito apreciado, porque foram encontradas inscrições que fazem referência a ela nas tumbas faraônicas. Os faraós, que a adoravam, ofereciam cebola aos deuses, na crença de que a sua forma esférica e a presença de anéis concêntricos simbolizavam a vida eterna. E, também, porque conheciam alguns de seus efeitos medicinais. Do mesmo modo, no *Charaka-Samhita*, um famoso tratado médico ayurvérdico do século VI a.C., podemos ler que a cebola era considerada um excelente diurético e um magnífico remédio contra as doenças cardíacas e oculares, e que ajudava a manter a saúde e das articulações.

Por sua vez, os atletas que na Grécia antiga participavam das duras competições dos jogos olímpicos consumiam muita cebola, tomavam o seu suco e untavam seus corpos com unguentos elaborados com ela. Os romanos consideravam a cebola como um alimento muito eficaz na cura de doenças oculares, herpes bucais, mordidas de animais, dores de dente e disenterias. Durante a Idade Média, a cebola podia estar presente tanto nos cardápios palacianos como nos pratos mais modestos. Na América, começou a ser cultivada no século XVII, embora alguns afirmem que já existia um tipo de cebola que crescia livremente na América do Norte e que seus nativos a empregavam como xarope e cataplasma.

E hoje em dia a cebola é, provavelmente, a hortaliça mais popular do mundo, já que cresce muito bem em climas quentes, semiáridos e temperados. Por isso, podemos encontrá-la e desfrutá-la em quase todos os cantos do nosso planeta.

## Como cultivar cebolas

A cebola pertence ao gênero *Allium*, como outras hortaliças como o alho-poró ou a cebolinha. Existem mais de seiscentas espécies de *Allium* espalhadas por toda a Europa, América, África do Norte e Ásia. E há diversas variedades de cebola, cada uma com seu próprio sabor, desde muito forte a ligeiramente doce.

A planta da cebola é bienal e cresce até alcançar 1 metro de altura. Desenvolve-se a partir de folhas semicilíndricas que nascem de um bulbo subterrâneo munido de raízes pouco profundas. O talo, que habitualmente se origina no segundo ano de maturação da planta, é ereto e leva no seu extremo uma umbela de flores brancas (ou rosadas).

Cultivar suas próprias cebolas é bem simples. Trata-se de uma hortaliça que cresce bem em climas temperados e moderadamente quentes, em solos ricos em húmus, soltos, bem adubados e sem ervas daninhas. Reproduz bem com as sementes geradas no segundo ano de crescimento e diretamente no solo no início da primavera; também, nas sementeiras no final do inverno e transplantadas na primavera. Pode-se plantar os bulbos produzidos na temporada anterior. Para cultivá-la em casa basta um vaso com 50 cm de diâmetro, no mínimo. Todavia, se ao invés de semear as cebolas no solo fazê-lo em um vaso, terá que dedicar mais atenção, como regá-las com maior frequência, garantir que tenham uma boa drenagem e girar de vez em quando o vaso porque, desta forma, o crescimento da planta será mais uniforme. Coloque-as em vasos em uma área ensolarada e que seja bem arejada. É necessário que desfrutem no mínimo de seis horas de sol, diariamente. As cebolas toleram muito bem os invernos moderados, então você poderá plantá-las no começo do outono ou da primavera.

### Alguns truques e conselhos

- selecione as cebolas que sejam firmes e que pesem. Descarte as que estejam úmidas ou com partes moles;
- armazene-as em um lugar fresco e seco. Uma vez cortadas, nunca as deixe sem proteção, mesmo que estejam na geladeira. Embrulhe-as em papel alumínio;
- um bom truque para combater o hálito que fica após comer cebola: mastigar uma folha de hortelã fresca;
- um truque para não chorar quando descascar ou cortar cebolas: corte-as debaixo de um fio de água, depois de mantê-las uma hora na geladeira ou dez minutos no congelador.

## Quais os benefícios da cebola?

Os grandes benefícios da cebola para a saúde derivam, sobretudo, do seu elevado conteúdo em compostos sulfurados e flavonoides. Como no caso do alho. Os compostos sulfurados são as substâncias precursoras dos compostos voláteis responsáveis pelo odor tão forte da cebola. O principal flavonoide da cebola é a quercetina. Possui propriedades analgésicas, vasodilatadoras, antiartríticas, antibacterianas, anti-herpéticas e anti-inflamatórias. Por exemplo, é muito eficaz para as pessoas que têm intolerância ao glúten ou que sofrem da doença de Crohn. Nesses casos, recomenda-se tomar todos os dias o suco da decocção de uma cebola com a pele, em um litro de água. Por outro lado, a quercetina protege o fígado, é também antigripal e antiespasmódica e combate a as úlceras, a asma e a diabetes. E como um bom flavonoide, não podemos nos esquecer dos seus valores antioxidantes. Além da cebola, a quercetina também pode ser encontrada no chá verde, na maçã, nas cerejas, nas peras e no alho.

### Tabela de composição da cebola
(Valores nutritivos por 100 g)

| | |
|---|---|
| Energia | 25,5 cal |
| Água | 87,6 ml |
| Carboidratos | 5,3 g |
| Proteínas | 1,4 g |
| Fibra | 1,8 g |
| Potássio | 180 mg |
| Magnésio | 4,2 mg |
| Vitamina B6 | 0,13 mg |
| Vitamina C | 7 mcg |
| Folatos | 7 mcg |

Do mesmo modo, 90% do conteúdo da cebola é água, por isso que se trata de um alimento muito pouco calórico. Além disso, contém uma apreciável quantidade de fibra, minerais e vitaminas. Por exemplo, os minerais mais relevantes da cebola são (além do enxofre): potássio, fósforo, cálcio, magnésio, cromo, sódio. E em quantidades menores tem também ferro, manganês, zinco, cobre e selênio. Quanto às vitaminas, destaca-se o seu conteúdo em vitaminas $B_3$, $B_6$, $B_9$ (ácido fólico), C e E (embora essas duas últimas em menor quantidade).

## Crua ou cozida

Seguramente, a maioria dos leitores responderia: "Cozida!". A cebola é um alimento que tem sabor e odor fortes. A cebola fervida adquire uma propriedade muito interessante: evita a absorção do colesterol nocivo que está contido em muitos alimentos. No entanto, trata-se de uma exceção. Por isso que neste livro sempre nos referimos à utilização medicinal da cebola crua. Levamos em conta que o calor elimina grande parte das substâncias sulfuradas e dos óleos essenciais que lhe conferem essas maravilhosas propriedades similares ao alho.

### Um anti-inflamatório natural

Os agentes anti-inflamatórios das cebolas (como a quercetina) são uma grande ajuda em caso de dor generalizada, inchaço da osteoartrite reumatoide, alergias derivadas da asma e transtornos respiratórios. Há diversos estudos que comprovam as propriedades anti-inflamatórias da cebola. O doutor Walter Dorsch, da Universidade Johannes-Guttenberg, em Mainz (Alemanha), tem demonstrado cientificamente que o suco da cebola é anti-inflamatório. Atribui essa propriedade a um componente da cebola (o difenil-tiosulfinato) que, segundo ele, é mais eficaz que muitos dos anti-inflamatórios da medicina convencional.

## Uma cebola para cada uso

Existem muitíssimas variedades de cebola. Por isso, antes de enumerar todas, o mais prático seria conhecer quais são as mais adequadas para usos culinários.

- **Para saladas:** as melhores são as cebolas mais doces.
- **Para cozinhar:** as variedades de bulbo grande são as mais adequadas. Do mesmo modo, entre elas pode-se optar por uma gama que vai desde as picantes as mais suaves.
- **Para picles:** as melhores são as pequenas, brancas e muito picantes.

## Um grande digestivo

A cebola não apenas estimula e favorece a digestão, como também possui o dobro da virtude de equilibrar o organismo ao atuar como laxante e como adstringente, de acordo com o que for necessário. Além disso, atua inibindo a putrefação intestinal e elimina os fermentos e as impurezas do sistema digestivo, o que resulta em um benefício para a pressão arterial. Igualmente, é de grande valor como um neutralizador suave de ácidos.

Em caso de dispepsia ou de transtornos nervosos do estômago, um bom remédio é cozinhar duas cebolas em um litro de leite. Tome uma colher ao levantar-se e outra antes de dormir. E para combater as digestões pesadas ou lentas, beba três vezes ao dia umas gotas de suco de cebola crua com um pouco de açúcar mascavo. A cebola regula o sistema digestivo, mantendo o equilíbrio dos fermentos digestivos e prevenindo contra os parasitas intestinais. Além disso, as grandes quantidades de fruto-oligossacarídeos que contêm as cebolas estimulam o crescimento de bactérias promotoras da saúde e eliminam a presença de bactérias nocivas no cólon.

Em caso de prisão de ventre, essa receita pode ser de grande ajuda: cozinhe uma cebola cortada em rodelas em meio litro de água com mel; coe o líquido da decocção e beba uma xícara pela manhã e outra à noite. Por outro lado, a acentuada perda de água que costuma surgir com a diarreia, pode ser evitada tomando caldo vegetal com cebola. Desse modo, recupera-se o equilíbrio de água do organismo. Além disso, essa cura pode ser reforçada com o consumo diário de cebolas cruas já que, graças a sua capacidade para combater micróbios, bactérias e fungos, resulta em um excelente desinfetante intestinal.

## Em caso de diabetes

A cebola é um alimento muito adequado para os diabéticos, que necessitam regular seus níveis de açúcar no sangue. À riqueza em glucoquinina da cebola, substância que diminui o nível de açúcar no sangue, deve ser somada ao seu baixo conteúdo em açúcares, gorduras e calorias e o efeito benéfico da fibra. Esses fatores fazem com que a cebola (insistimos: crua) seja incluída nas dietas para as pessoas diabéticas. Pode-se tomar o seu suco ou, se não for possível, não deixar que falte em algum caldo ou sopa.

## Um bom diurético

Graças ao seu alto conteúdo em potássio e baixo em sódio, a cebola é um alimento que favorece a eliminação de líquidos. Elimina os líquidos que se acumulam nos tecidos e, desse modo, facilita a atividade excretora dos rins. Portanto, é um alimento muito adequado em caso de retenção de líquidos devido ao reumatismo, gota ou insuficiência renal. Nos casos mais graves de uremia, para estimular a micção e a transpiração, pode-se tomar o suco de cebola branca misturado com leite e mel ou com qualquer outra planta medicinal diaforética (ou seja, que faça suar). Beba três xícaras ao dia.

## *Aplicações externas* da cebola

- **anginas e dores de garganta:** gargarejos com água de cebolas cozidas;
- **picadas de insetos:** suas propriedades bactericidas a transformam em um bom desinfetante contra as picadas de insetos. Molhe a região afetada com o líquido de uma cebola fresca amassada;
- **loção capilar:** além de estimular o folículo piloso, o enxofre elimina a caspa e ajuda a conservar o cabelo. Massageie todos os dias o seu cabelo com o suco da cebolinha;
- **máscaras faciais:** cozinhe duas cebolas, triture-as e escorra-as bem para eliminar o excesso de água. Massageie a cútis facial com o suco.

## Problemas nos pulmões e nas vias respiratórias

A cebola, junto ao alho, é um grande bactericida natural. Devido ao seu conteúdo em compostos ricos em enxofre, é um dos melhores remédios naturais para combater todo o tipo de processos infecciosos do aparelho respiratório (gripe, bronquite, faringite...). Trata-se de um eficiente destruidor de germes e de um remédio geral para resfriados, gripes, catarros bronquiais, catarro no nariz com violentos espirros, laringite de origem catarral, asma e neuralgias na face, cabeça, pescoço e peito. Atua também como um excelente calmante. Pode-se utilizar simplesmente o suco ou toda ela nas mais diversas formas. Em geral, para combater qualquer problema respiratório, recomenda-se beber quente uma mistura do suco de uma cebola com suco de limão e duas colheres de mel. Por exemplo, cortada em rodelas com cravo ou picada em um prato, a cebola se torna muito eficaz contra o resfriado. Uma cebola ingerida na hora de dormir terá o seu efeito na manhã seguinte, acabando com o mais forte dos resfriados (pode ser consumida fervida ou frita).

É igualmente um remédio bastante popular para a voz e contra a rouquidão. Misture-as com mel em partes iguais para acalmar a voz ou para solucionar o problema de rouquidão. Beba três colheres diárias do suco da mistura de cebola com mel.

### Xarope de cebola

Este é um xarope de cebola fácil de preparar e que é conveniente ter disponível. Prepare uma decocção durante uma hora do mesmo peso de cebola e de água. Adicione no preparo resultante 1/5 parte de mel e 1/5 parte de açúcar mascavo. Misture até que obtenha uma boa consistência e beba três xícaras ao dia.

## O sistema circulatório

A presença de aliina, embora em menor quantidade do que no alho, torna a cebola um alimento muito importante para evitar a formação de coágulos no sangue. Também contribui com a presença de vitamina $B_6$. Essa vitamina reduz os níveis de homocisteína, que é um importante fator de risco de ataques cardíacos e acidentes cerebrovasculares. Dessa forma, torna-se muito adequada para fluidificar a circulação sanguínea e lutar contra as doenças circulatórias: arteriosclerose, colesterol nocivo, hipertensão, hemorroidas...

Um grupo de cientistas da Universidade de Newcastle afirmou que a cebola (inclusive a cozida) aumenta a capacidade do sangue em dissolver coágulos internos e prevenir contra a trombose coronária.

Segundo alguns estudos, a quantidade ideal para prevenir contra a trombose e o envelhecimento das artérias e veias, assim como para reduzir o colesterol e regular a pressão arterial, é de 50 g/dia do bulbo cru.

## A cebola e as crianças

A cebola é um alimento muito recomendável para as mulheres grávidas. Como já indicamos, contém uma elevada quantidade de folatos, uma vitamina que contribui ao bom desenvolvimento do feto. Foi comprovado que a deficiência de folatos pode provocar doenças como a espinha bífida. Do mesmo modo, as crianças pequenas também necessitam de importantes doses dessa vitamina. Por isso, devem comer cebola que além dos efeitos benéficos em seu sistema nervoso, fornece cálcio para fortalecer os ossos.

## *Benéfica para muitos outros* problemas de saúde

Como vimos anteriormente, a cebola é um alimento que oferece muitas vantagens para a nossa saúde. Trata-se de um verdadeiro alimento medicinal. Falamos de alguns de seus benefícios mais importantes, mas não queremos deixar de citar outros problemas de saúde para os quais a cebola é muito benéfica:

- **alergias:** a quercetina que a cebola contém é muito útil para diminuir as reações alérgicas produzidas pelo pólen.

Um remédio eficaz contra a febre do feno consiste em macerar uma cebola descascada e picada em um copo de água durante uns dois minutos. Em seguida, bebe-se a água;
- **acne:** o enxofre que a cebola contém ajuda a manter a pele sempre muito suave;
- **osteoporose:** a ingestão diária de cebola favorece o desenvolvimento do tecido ósseo;
- **menstruações irregulares:** a cebola ajuda a aumentar a menstruação;
- **excesso de peso:** devido ao seu elevado conteúdo de nutrientes e a baixa quantidade de calorias que contém, a cebola está presente na maior parte das dietas de emagrecimento.

## As folhas da cebola

Da cebola, não se utiliza apenas o bulbo. As folhas da cebola também são muito interessantes do ponto de vista nutricional e medicinal, porque são muito ricas em sais minerais. Ajudam a depurar o fígado quando está sobrecarregado e a limpar o estômago. Acrescente-as nas suas saladas com um pouco de suco de limão.

## A cebola na cozinha

A cebola é um dos ingredientes mais empregados na cozinha. Crua é um ingrediente típico de muitas saladas e, cozida, faz parte em todo o tipo de molhos, sopas, purês, ensopados... De toda maneira, como já indicamos anteriormente, é preferível comer a cebola crua já que o cozimento destrói boa parte de seus componentes essenciais. Se tiver o estômago delicado, pode deixar a cebola em maceração com azeite de oliva durante a noite. Serve também se deixá-la em água com suco de limão durante alguns minutos. Graças a esses métodos, a cebola não "arde" e a maior parte das suas propriedades se mantém conservada.

### Sopa de cebola
INGREDIENTES PARA QUATRO PESSOAS
*4 cebolas médias*
*1 litro de água ou de caldo de vegetais*
*4 ovos cozidos*
*12 amêndoas descascadas*
*Azeite de oliva*
*Sal*
*Noz moscada*
*1 colher (de sopa) de pão ralado*
*Pedaços de pão tostado*

Esta receita tão clássica e nutritiva é muito simples de preparar. Pique as cebolas e as amêndoas e frite-as em azeite de oliva até que a cebola fique transparente e macia. Tempere com noz moscada e frite mais uns dois minutos. Adicione a água ou o caldo e deixe ferver em fogo lento durante 30 min. Em seguida, acerte o sal e acrescente o pão ralado. Antes de servir, coloque os ovos cozidos picados e os pedaços de pão.

### Sopa de aipo e cebola
INGREDIENTES PARA QUATRO PESSOAS
*8 colheres (de sopa) de flocos de aveia*
*2 cebolas grandes*
*2 talos de aipo*
*2 litros de água*

Coloque para ferver as cebolas e o aipo na água durante 30 min. Em seguida, acrescente a aveia e deixe que ferva mais dois minutos. Finalmente, triture a mistura com uma batedeira e coe antes de servir.

## Salada de cebola e aipo ao vinagrete
INGREDIENTES PARA DUAS PESSOAS
*2 cebolas*
*2 talos de aipo*
*Água*
*Sal*
*2 colheres (de sopa) de azeite de oliva*
*1 colher (de chá) de vinagre*
*1 colher (de chá) de orégano*

Em primeiro lugar, pique as cebolas e os talos de aipo. Coloque para ferver na água com sal a gosto. Ferva a cebola durante dois minutos para eliminar o sabor picante. Retire e escorra. Coloque a cebola e o aipo nos pratos para servir. Em uma tigela, misture o azeite de oliva, o vinagre, o orégano e sal a gosto. Despeje esse vinagrete sobre as hortaliças.

## Quiche de cebola e tofu
INGREDIENTES PARA DUAS PESSOAS
*200 g de flocos de aveia*
*100 g de farinha integral*
*4 colheres (de sopa) de azeite de oliva*
*1 cebola*
*100 g de tofu*
*Água*
*2 colheres (de sopa) de molho de soja*

Ferva a aveia em água durante três minutos. Coe a aveia. Em seguida, misture a aveia com a farinha integral e o azeite de oliva.

Misture bem até conseguir uma massa compacta e homogênea. Transfira a massa para uma assadeira previamente untada com óleo. Espalhe a massa por toda a superfície da assadeira. Agora, pique a cebola e frite-a. Adicione o molho de soja, o tofu picado e duas colheres (de chá) de água. Misture bem enquanto cozinha em fogo médio. Espalhe essa mistura sobre a massa na assadeira e leve ao forno por cinquenta minutos em temperatura média.

### Tortilha de cebola
INGREDIENTES PARA QUATRO PESSOAS
*2 cebolas grandes*
*½ dúzia de ovos*
*6 colheres (de sopa) de azeite de oliva*
*Sal*

Primeiro, descasque as cebolas. Lave-as bem e corte-as em pedaços pequenos. Aqueça o azeite em uma frigideira. Quando o azeite estiver bem quente, adicione a cebola. Enquanto a cebola frita, bata os ovos. Quando a cebola estiver um pouco dourada, escorra o azeite. Acrescente os ovos na frigideira e acabe de fazer a tortilha, parecida com o omelete brasileiro.

### Vinho de cebola
INGREDIENTES PARA QUATRO PESSOAS
*300 g de cebola crua ralada*
*100 ml de mel*
*600 ml de vinho branco seco de baixa graduação*

Primeiro, amasse a cebola com o mel até conseguir uma pasta homogênea. Em seguida, adicione o vinho aos poucos. Beba 2 a 3 colheres desse vinho por dia.

## Cebolas marinadas
INGREDIENTES PARA DUAS PESSOAS
*4 cebolas*
*1 dente de alho*
*200 g de azeitonas pretas*
*2 colheres (de chá) de tomilho seco*
*25 g de folhas de tomilho fresco*
*5 colheres (de sopa) de azeite de oliva virgem*
*2 colheres (de sopa) de vinagre de maçã*
*Água*

Comece preparando a marinada. Pique o alho e corte as azeitonas. Misture com o tomilho, o azeite e o vinagre. Separadamente, corte as cebolas em fatias e submerja-as por 5 min em água fervendo. Agora, escorra-as e adicione-as na marinada. Coloque-as em repouso na geladeira durante uma hora e deixe-as em temperatura ambiente meia hora antes de servir.

**Conselho:** essa guarnição é perfeita para acompanhar um hambúrguer de soja, um filé de seitan (glúten) na frigideira ou batatas assadas. Uma camada dessas cebolas marinadas sobre fatia de pão integral untado com tomate é deliciosa. Serve também para cobrir uma boa base de pizza integral.

## Escalivada
INGREDIENTES PARA QUATRO PESSOAS
*4 cebolas*
*8 tomates maduros*
*4 berinjelas*
*6 batatas*
*2 pimentões maduros*
*2 dentes de alho*

*Azeite de oliva*
*Sal*
*Pimenta*

Primeiro, lave todas as hortaliças debaixo de um jato de água. Agora, faça vários cortes nas batatas e na coroa dos tomates. Faça um corte em cruz na base das cebolas e espete as berinjelas com um garfo. Coloque todas as hortaliças (menos o alho) em uma assadeira, levando-a ao forno coberta de papel alumínio. O forno deve estar aquecido em 180 a 200 °C com fogo superior e inferior (embora possa também ser feita apenas com a grelha). Asse, virando as hortaliças a cada 10 min. Depois de 30 min, retire os tomates, os pimentões e as berinjelas. Deixe as cebolas e as batatas por mais 15 min. Antes de servir este prato catalão, tempere com alho picado, azeite, sal e pimenta.

### Almôndegas de arroz e cebola
INGREDIENTES PARA QUATRO PESSOAS
*200 g de arroz cozido*
*1 cebola picada fina e cozida*
*1 ovo inteiro*
*1 colher (de sopa) de ervas provençais (manjericão, tomilho, orégano, sálvia, alecrim)*
*Sal*
*Pão ralado*
*Sementes de gergelim*
*Água*
*Azeite de oliva*

Coloque para esquentar 250 ml de água. Em uma tigela separada, misture bem o arroz, a cebola, o ovo picado, as ervas e sal a gosto. Coloque o pão ralado e as sementes de gergelim em duas tigelas. Com a mistura de arroz em forma de bolas, do tamanho de uma noz, passe a metade da mistura no pão ralado e a outra metade, na mistura das sementes de gergelim. Frite-as e, em seguida, deixe-as sobre um papel toalha para que soltem o excesso de azeite.

### Abobrinhas com cebola e curry
INGREDIENTES PARA QUATRO PESSOAS
*4 abobrinhas pequenas*
*1 cebola picada*
*1 colher (de chá) de curry*
*1 colher (de chá) de coentro em pó*
*1 colher (de chá) de cominho em pó*
*4 colheres (de sopa) de azeite de oliva*
*Lâminas de gengibre ao vinagre*
*Água*

Coloque a água para ferver em uma panela grande. Em seguida, adicione as abobrinhas cortadas em rodelas. Dez minutos depois, coloque-as nos pratos para servir. Separadamente, misture o resto dos ingredientes. Sirva esse molho em porções individuais.

### Salada de beterraba, cebola e pepino
INGREDIENTES PARA QUATRO PESSOAS
*200 g de beterraba*
*2 cebolas grandes*
*2 pepinos*
*5 colheres (de sopa) de azeite de oliva*
*2 colheres (de sopa) de vinagre*
*Sal*

Ferva bem as beterrabas, as cebolas descascadas e os pepinos até que estejam cozidos. Descasque-os e corte-os em rodelas bem finas. Em um recipiente, alterne em várias camadas de beterraba, de cebola e de pepino. Separadamente, misture o azeite, o vinagre e o sal. Sirva o tempero em pratos individuais.

**Cebola gratinada**
INGREDIENTES PARA QUATRO PESSOAS
*12 cebolas picadas*
*1 litro de água*
*2 dentes de alho*
*4 fatias de pão integral tostado*
*100 g de queijo Emmental (suíço) ralado*
*Sal*
*Noz moscada*
*Louro*
*Tomilho*
*Pimenta*

Em primeiro lugar, frite a cebola em uma panela. Em seguida, adicione a água e deixe cozinhar durante 15 min. Passe na batedeira elétrica. Transfira o purê para os pratos individuais que possam ir ao forno. Coloque uma fatia de pão esfregado com o alho cru em cima de cada prato. Cubra com o queijo ralado e os condimentos a gosto e gratine.

# O descobrimento dos frutos silvestres

Pequenos, porém poderosos

Nos últimos anos, os frutos silvestres estão desfrutando de um crescente protagonismo como alimentos benéficos para a saúde. E por que tanto interesse por eles? A resposta é simples: esses deliciosos frutos silvestres são ricos em polissacarídeos e antioxidantes. Nas últimas décadas foram descobertas as incríveis propriedades antienvelhecimentos das substâncias antioxidantes (vitaminas C e E, o selênio e os betacarotenos), presentes em uma grande parte das frutas e verduras em geral e nos frutos silvestres em particular. A grande maioria dos frutos silvestres, além de muito rica em polissacarídeos e carboidratos, possui um importante papel ativador das defesas. Além disso, a sua riqueza em calorias é muito equilibrada e são depurativos (vários terapeutas os recomendam em dietas para o controle do peso).

Neste capítulo vamos conhecer as benéficas propriedades para a saúde dessas maravilhas da natureza que são os frutos silvestres. Mas antes descreveremos em profundidade quais os antioxidantes que eles contêm e o que são os polissacarídeos.

## Os antioxidantes dos frutos silvestres

Como já indicamos várias vezes ao longo do presente livro, os antioxidantes são substâncias existentes em alguns alimentos que nos protegem dos radicais livres, os causadores dos processos de envelhecimento celular. Os radicais livres se produzem como resultado da oxidação celular. O organismo necessita de um número determinado deles já que o nosso sistema imunológico os utiliza para eliminar microrganismos patológicos. No entanto, quando o número de radicais livres aumenta excessivamente aparecem os problemas. Várias pesquisas têm evidenciado a relação entre um elevado número de radicais livres com a aceleração do envelhecimento celular e problemas degenerativos. Isso porque os radicais livres alteram o DNA celular e impedem a renovação celular normal.

Desse modo, se quisermos combater os radicais livres excessivos, o melhor que podemos fazer é incluir alimentos ricos em antioxidantes na nossa dieta. E, é nesse sentido que os frutos silvestres se tornam os nossos grandes aliados. Contêm vitaminas C e E, selênio e betacarotenos, que são considerados os principais inimigos dos radicais livres. As citadas vitaminas são dois clássicos antioxidantes. Concretamente, foi demonstrado que a vitamina E protege as células das agressões externas que causam a poluição dos pesticidas e da fumaça do cigarro. As carências dessa vitamina se traduzem em trocas degenerativas nas células de alguns tecidos como os do coração e dos músculos. Por sua vez, a vitamina C – um potente antioxidante que contribui para a boa absorção de ferro e cálcio – não é exclusiva dos cítricos. É também encontrada em grande quantidade em alguns frutos silvestres, como na rosa-mosqueta. Quanto ao selênio, trata-se de um mineral que, além de proteger o coração, ajuda a eliminar os metais pesados do organismo. E, sem ele, o organismo não pode produzir glutationa, um poderoso antioxidante. Do mesmo modo, os betacarotenos são precursores da vitamina A e ajudam a prevenir contra o envelhecimento celular e os processos degenerativos do coração e dos pulmões.

## Os benefícios dos polissacarídeos

Os polissacarídeos essenciais (ou gliconutrientes) se aderem às moléculas de proteína na superfície das células e formam estruturas chamadas "glicoproteínas". E, é por intermédio dessas glicoproteínas que o corpo transmite mensagens biológicas; em outras palavras, os polissacarídeos exercem a função de "mensageiros" entre as células para manter a saúde. Esses carboidratos (até agora se conhecem dez gliconutrientes) se combinam em incontáveis maneiras para formar cada "palavra" das mensagens. E assim surgem erros na criação dessas "palavras" que podem gerar problemas de saúde. Dois dos dez gliconutrientes necessários para a comunicação celular são encontrados em abundância na natureza: a glicose e a galactose. Embora o organismo possa obter os restantes a partir desses dois primeiros, o processo requer muita energia.

O leite materno contém cinco dos dez gliconutrientes essenciais, e o organismo do bebê possui a capacidade de produzir os cinco restantes. No entanto, o estresse, as toxinas, a falta de enzimas no organismo, o cozimento excessivo dos alimentos, uma nutrição desequilibrada e a agricultura convencional, com produtos químicos nocivos, tornam muito difíceis a obtenção e a conversão dos nutrientes para garantir os dez gliconutrientes. Foi esse o motivo que despertou o interesse em alimentos que os contêm em maior quantidade. Entre eles, está a grande maioria dos frutos silvestres.

## Mirtilo vermelho

O arbusto do mirtilo vermelho (*Vaccinium oxycoccus, V. macrocarpon* e *V. microcarpum*) é baixo, com talos finos de uns 10 centímetros e pequenas folhas perenes. As flores são de cor rosa escuro e o fruto é uma baga de tamanho superior ao das folhas. No início é branca, mas se torna vermelha ao amadurecer. É comestível, com um sabor ácido que pode dissimular a sua doçura. É rico em açúcares invertidos, pectina, ferro e vitaminas A e C. Possui também um efeito antibacteriano.

O mirtilo vermelho faz parte da dieta dos povos árticos desde milênios e continua sendo um fruto muito popular na Rússia e Escandinávia. Os índios do leste da América do Norte comiam os frutos de mirtilo vermelho porque se tratava de um dos ingredientes principais do *pemmican*, um alimento de sobrevivência (mistura concentrada de gordura e proteína). Sabe-se que foram eles que ensinaram os famintos colonos ingleses a consumi-los em Massachusetts em torno do ano 1620, sendo que o mirtilo vermelho foi então incluído na tradicional festa do Dia de Ação de Graças. Hoje em dia, continua sendo um importante cultivo comercial nos Estados Unidos e Canadá, assim como no sul do Chile e da Argentina e em algumas regiões da Europa Oriental e países bálticos. No Brasil, apesar do mercado ser crescente, ainda é pouco cultivado.

O mirtilo vermelho é uma fonte de polifenóis antioxidantes, benéficos para os sistemas cardiovascular e imunitário. Contém notáveis quantidades de betacaroteno junto com o outro valioso componente, as antocianinas, presentes também nas cerejas. De 95% dos mirtilos vermelhos que são comercializados, se obtêm sucos, molhos, geleias e compotas. Uma boa parte é congelada, mas também são encontrados na forma desidratada para seu consumo posterior. Apenas os 5% restantes são vendidos frescos para o consumo direto.

O fruto fresco costuma ser usado na elaboração de compotas ou geleias caseiras, para acompanhar outros pratos ou também para elaborar doces e confeitarias, embora seja considerado um tanto ácido para comê-lo sem acompanhamento. O suco obtido do fruto ajuda a combater as infecções das vias urinárias. Contribui também no bloqueio de agentes patógenos que provocam as cáries.

## O ácido elágico e as rugas

O ácido elágico é um composto antioxidante presente nos frutos silvestres e que é de grande ajuda para prevenir as rugas provocadas pelas radiações ultravioletas. A sua aplicação evita a destruição do colágeno na pele e a consequente resposta anti-inflamatória, duas das principais causas do aparecimento das rugas.

## As antocianinas

As antocianinas são pigmentos hidrossolúveis que aparecem nas células e nos tecidos de algumas frutas e verduras. São as responsáveis pela cor (tonalidades vermelhas, azuis ou púrpuras) e, embora tenham sido descobertas há muitos anos, agora se conhece muito bem as suas propriedades extraordinárias para a saúde. O nome foi criado a partir do grego (*anthos* que significa "flor" e *kyaneos* "azul") e foi proposto por um farmacêutico alemão em 1835 para descrever o pigmento do repolho roxo.

Pode ocorrer a presença de diversas antocianinas em um mesmo tecido, como no caso da malva real, e são fáceis de encontrar nos frutos silvestres e, especialmente, em muitas frutas escuras, como a framboesa azul e negra, a cereja, a amora preta e a amora azul escura. Portanto, os frutos silvestres são considerados umas das fontes mais importantes de antocianinas. Por enquanto foram identificadas quase vinte antocianinas. Convém também levar em conta que tais substâncias são destruídas com muita facilidade nos tratamentos térmicos, nos quais as frutas e os sucos são submetidos para a sua conservação.

## Rosa-mosqueta

A rosa-mosqueta (*Rosa canina*) é o fruto da roseira silvestre. Costuma ser de cor vermelha alaranjada, embora possa variar até o roxo muito escuro. A fruta crua, extraindo as sementes, é muito rica em vitamina C (1.700 a 2.000 mg em 100 g). Graças a isso, os habitantes das regiões mais frias, como os países escandinavos puderam se prover dessa vitamina antes da chegada das laranjas. Do mesmo modo, a rosa-mosqueta contém vitaminas A, D e E e flavonoides antioxidantes.

A rosa-mosqueta contribui na prevenção de infecções da bexiga e ajuda em caso de tontura e de enxaqueca. É um bom adstringente em caso de diarreia. Da planta se extrai um óleo apreciado pelos perfumistas e que no uso externo ajuda a restaurar a firmeza da pele graças as suas virtudes nutritivas e adstringentes. Nos países anglo-saxões, no Japão e no Brasil, costumam preparar tisanas de rosa-mosqueta, frequentemente misturada com hibisco.

## Framboesas

A framboesa (*Rubus idaeus*) é um dos frutos silvestres mais ricos em vitaminas C e E. Além de ser requintada, é também um magnífico alimento reconstituinte: contém pequenas doses de cálcio, ferro, potássio, magnésio e, é claro, betacarotenos. Cresce em prados e bosques e é fácil de cultivar. Dá duas colheitas ao ano, na primavera e no verão. Existem framboesas de todas as cores em várias regiões da Ásia e da América. Calcula-se que existam mais de 150 variedades de framboesas ainda não catalogadas.

A fruta se assemelha a amora, embora um pouco menor e macia. É preparada de várias maneiras, mas é particularmente deliciosa em sorvetes e geleias. O suco da framboesa é empregado na indústria cosmética para eliminar as asperezas da pele. Por outro lado, as framboesas aumentam moderadamente o apetite sexual. Contém ácido elágico em grande quantidade. As framboesas escuras (pretas e azuis) contêm quantidades consideráveis de antocianina, um antioxidante que combate os radicais livres, que provocam o envelhecimento e a degeneração de células e órgãos.

## Morangos

O morango (*Fragaria vesca*) é o fruto silvestre e por excelência, o mais popular e rico em vitamina C, lecitina, pectina e bioflavonoides (vitamina P). É também rico em água e em fibra e atua como um excelente diurético e depurativo, por isso que se tornou um dos recursos habituais nas dietas para emagrecimento. Cem gramas de morangos contêm 35 calorias. Por sua vez, há uma variedade de morango de maior tamanho.

Existem mais de vinte espécies de morangos. Nesses últimos anos estão se chegando a variedades cultivadas que, apesar de serem obtidas por hibridação, estão, cada vez mais, dando bons resultados quanto à conservação (tradicionalmente os morangos estragavam de forma rápida), às propriedades e aos sabores. As variedades mais comuns são: o morango tradicional, que é menor e raramente supera os 2 centímetros e o morango camarosa, grande, resistente e de qualidade.

A planta, da família das rosáceas, é perene e produz novos brotos a cada ano. O que comemos do morango é um engrossamento do receptáculo floral (etéreo), doce e aromático, que contém os frutos verdadeiros da planta, que são os pontinhos escuros (entre

150 e 200 aquênios) alojados ali. Um excelente café da manhã com morangos consiste em misturar pedaços de morango com suco de laranja e uma generosa colher de mel ou melaço. Pode-se perfumar com algumas gotas de limão. Os morangos também são degustados com açúcar e creme de leite, em sorvetes, em geleias e confeitarias em forma de doces, bolos ou tortas. A sua cor vermelha viva dá um toque especial como adorno alimentício. As folhas macias dos morangos podem ser ingeridas como verdura.

As principais virtudes dos morangos para a nossa saúde são as seguintes:

- **antirrugas:** as folhas amassadas e aplicadas sobre a pele são um bom remédio para evitar as rugas;
- **anticolesterol:** a grande quantidade de ácido ascórbico, lecitina e pectina que contêm ajudam a diminuir o nível de colesterol do sangue;
- **anti-inflamatório:** uma infusão elaborada com as folhas é benéfica para as inflamações do intestino. A cocção das raízes ajuda a diminuir as inflamações características da artrite;
- **adstringente:** uma boa tisana preparada com as folhas de morango é útil contra a diarreia. Beba 3-4 xícaras diárias da decocção. As infusões feitas com as folhas secas são muito adstringentes e podem ser utilizadas para curar feridas na boca;
- **diurético:** a infusão feita com folhas e raízes é de grande ajuda contra o ácido úrico, gota e artrite. Beba 3 ou 4 xícaras pequenas ao dia;
- **remineralizante:** têm virtudes antianêmicas e reconstituintes. São muito adequados na época de crescimento.

## Goji, o fruto que veio do Oriente

Do coração da cordilheira do Himalaia chegaram até nós um dos frutos que contêm a maior quantidade de antioxidantes: as cerejas ou bagas de goji (*Lycium barbarum*). O arbusto possui ramos espinhosos e as folhas alargadas e pode medir até cinco metros de altura. O fruto (goji) é de uma baga ovoide e carnuda de cor vermelha ou alaranjada. Diversas pesquisas indicam que os goji contêm dez vezes mais antioxidantes do que os mirtilos e dezesseis vezes mais do que os morangos.

O goji tem um sabor parecido ao dos mirtilos e contém polissacarídeos, que são os responsáveis pelas informações que as células partilham entre si para manter a saúde. Além disso, possui um elevadíssimo nível de fitonutrientes e vitaminas: mais vitamina C do que as laranjas, mais betacaroteno do que as cenouras... e, mais ferro do que a carne.

O goji chega aos mercados europeus em forma de sucos engarrafados que conservam as suas propriedades com maior ou menor capacidade. Costuma ser misturado com outros sucos, segundo os fabricantes, para melhorar o sabor. Pode também ser encontrado desidratado e moído, engarrafado a vácuo junto com sementes de linhaça para que sejam incorporadas como suplemento na tigela de granola no café da manhã.

## Morangos-silvestres

O morango-silvestre ou fruta silvestre (*Fragaria vesca*) é uma planta herbácea perene, da família das rosáceas, cujos talos chegam a uns 20 cm de altura e que cresce geralmente em clareiras e às margens dos bosques. É consumido desde a pré-história, como confirmam diversos achados arqueológicos. Os gregos e os romanos o conheciam e vários poetas clássicos dedicaram-lhe os seus versos. A variedade tradicional ananás ou morango de jardim (*Fragaria ananassa*), cultivada há mais de 600 anos e de intenso sabor, resultou nas variedades híbridas americanas, de maior tamanho.

Do mesmo modo que ocorre com o morango, o fruto que conhecemos como tal é na realidade um engrossamento do receptáculo floral, e são os pontinhos, que se encontram nela, os autênticos frutos. O morango-silvestre cresce de forma natural nos bosques de toda a Europa e no norte da Ásia. Prefere os solos úmidos, bem drenados, ricos em nutrientes e em húmus; requer um pouco de sol, mas não em excesso. É também encontrado nos bosques da Patagônia e Araucana, na América do Sul.

Os morangos-silvestres contêm ferro, ácido fólico e salicílico, vitamina C e em menor proporção vitaminas A e E. São muito leves (85% são água) e podem ser consumidos da forma que desejar, ao natural ou em todo o tipo de sobremesas. São também ricos em taninos.

Na atualidade, o morango-silvestre é muito apreciado como planta medicinal, sobretudo como adstringente. A decocção das folhas é empregada para a anemia e nas doenças hepáticas.

## Groselha ou salsaparrilha

A groselha ou salsaparrilha (*Ribes rubrum*) possui abundante quantidade de ácidos orgânicos e cítricos, açúcares naturais, pectina, potássio e vitamina C. É refrescante e aperitiva; no entanto, o abuso no consumo de groselhas pode provocar flatulências.

A árvore, a groselheira, é originária da Europa (França, Bélgica, Países Baixos, Alemanha e norte da Itália). Trata-se de um arbusto que costuma alcançar 1 a 2 metros de altura, tem folhas de cinco lóbulos colocadas em espiral e flores verdes amareladas que maduram produzindo umas bagas magníficas: a groselha negra e a groselha vermelha, de sabor mais ácido.

Com a groselha vermelha se costuma elaborar doces, compotas, geleias, gelatinas... que na Holanda e na Alemanha são empregadas em confeitarias como recheio para tortas e madalenas, e, nos países escandinavos, para preparar sopas e sobremesas. Com a salsaparrilha vermelha, que a groselha também é conhecida, elaboram-se diversas batidas, sucos, sorvetes, licores e bebidas refrescantes.

Costumam atribuir mais usos medicinais à groselha negra, entretanto no geral os herboristas e fitoterapeutas consideram que ambas possuem propriedades febrífugas, suavemente laxantes (se a fruta estiver bem madura), adstringentes (sobretudo se a fruta estiver verde), purificadoras do sangue, diuréticas e digestivas. Afirmam também que favorecem a exsudação, facilitam a menstruação e despertam o apetite. Do mesmo modo, a groselha é muito rica em vitamina C, ácidos frutais, açúcares naturais e fibra. A tisana de folhas secas da groselheira alivia os sintomas da gota e do reumatismo. É um bom diurético, que pode ajudar a combater a gripe e resfriados do tipo catarral. É empregada também na indústria cosmética para a fabricação de máscaras. Em alguns países se utiliza popularmente o suco de groselhas para evitar, após sofrer uma queimadura, as bolhas características.

### Os benefícios da vitamina C

A vitamina C possui uma importante ação antioxidante. Intervém na formação de colágeno, ossos, dentes e glóbulos vermelhos e favorece a absorção de ferro dos alimentos e a resistência às infecções.

As fontes mais ricas em vitamina C são as frutas, dentre as quais se destacam as amoras, mirtilos, cerejas, cítricos em geral, kiwi, mangas, mamões, figos, batatas, pimentão verde, brócolis, beterraba e germinados de sementes (como, por exemplo, as de soja e alfafa). Obviamente, o goji do Himalaia é o que mais contém vitamina C.

Se combinarmos dieteticamente a sua ingestão junto com outros antioxidantes, como as antocianinas, fortalecem o nosso sistema imunológico, ou seja, aumentam as defesas do organismo contribuindo na redução do risco de doenças degenerativas, cardiovasculares, e, inclusive, de câncer.

Existem certas situações vitais que aumentam as necessidades orgânicas de vitamina C, como no caso de gravidez, amamentação, tabagismo, uso de certos medicamentos, estresse, prática esportiva intensa, câncer, AIDS e doenças inflamatórias crônicas. Nessas situações, o consumo de bagas silvestres ricas em vitamina C é especialmente indicado.

## Consequências da carência de vitamina C

- cansaço e debilidade;
- ressecamento do cabelo;
- gengivas inflamadas e sangrentas;
- pele áspera, ressecada e descamativa;
- maior dificuldade para cicatrização de feridas;
- tendência à formação de hematomas;
- anemia;
- diminuição da capacidade para combater infecções;
- possível aumento de peso devido ao metabolismo lento;

## Murta

A murta ou murta chilena (*Ugni molinae*) é um arbusto pouco conhecido na Espanha que cresce no centro e sul do Chile (de onde é originária) e regiões próximas à Argentina. Cultiva-se por causa de seus frutos de agradável sabor e aroma, apreciados na gastronomia. Trata-se de uma baga de cor vermelha e de 5 a 15 ml de diâmetro. O fruto tem um sabor que lembra mais ou menos o do marmelo e é utilizado tanto na confeitaria, como também para elaborar geleias e sucos (e alguns licores).

Requer solos sem excesso de umidade e sol constante. Adapta-se na maioria dos solos e resiste bem aos ventos e às secas. Sabe-se que os índios mapuche já a conheciam e a empregavam como alimento e na medicina, antes da chegada dos espanhóis. O seu cultivo na Europa custou a se adaptar, e nunca foi muito cultivado. No Brasil, a árvore é encontrada com facilidade pelas ruas. A murta chilena era uma das frutas preferidas da rainha Vitória da Inglaterra, que a conheceu graças a uns exemplares que recebeu de presente de Charles Darwin.

## Amoras

As amoras (*Rubus fruticosus*) são as frutas silvestres por excelência, já conhecidas na antiga Grécia com o nome de "sangue dos titãs". Na realidade, são similares aos morangos-silvestres ou framboesas negras. Esses frutos, que encontramos no campo, entre os prados e arbustos espinhosos de tantas trilhas, margens ensolaradas e claras no bosque, pertencem botanicamente à família das rosáceas, com mais de duas mil variantes (umas trezentas somente de amoras). Procedem da Ásia, se bem que abundam na América do Norte. Hoje em dia podemos encontrá-las em amplas regiões do Mediterrâneo, mas também no Ártico (adaptadas ao clima), onde servem como um grande alimento para a fauna selvagem local. No Brasil, encontram-se com frequência pés de amoras pelas ruas. Devido ao seu colorido e sua riqueza em açúcares naturais, vitamina C e oligoelementos podem ajudar a cobrir as necessidades de todos os tipos de pássaros e insetos.

A amora começou a ser cultivada no final do século XIX. Reproduz com facilidade e resistem bem a todo o tipo de climas e condições adversas. Hoje em dia, com a hibridação, podem-se obter plantas sem espinhos. A planta "original" é de talo lenhoso e espinhoso que, na medida em que cresce vai dobrando até o solo, com folhas bem dentadas e nervuradas e flores de cor branca ou rosada.

As amoras são especialmente ricas em vitamina C, antocianinas, bioflavonoides e betacarotenos que, uma vez ingeridos, transformam-se em vitamina A, fazendo desse fruto silvestre um bom antioxidante. Uma vez colhidas, as amoras devem ser consumidas o quanto antes (ou conservadas em geleia), para que não apodreçam e nem percam todas as suas propriedades. Antes de comer qualquer amora que encontre no caminho, convém se assegurar de que não esteja contaminada ou muito verde (ou inclusive que não seja venenosa). Lembremos que as amoras no início são de cor verde; em seguida, se tornam vermelhas e, no final, assumem sua característica cor brilhante negra púrpura.

As amoras são também um bom aliado frente à menopausa, caso queira perder um pouco de peso (100 g de amoras contêm apenas 52 cal), em caso de transtornos nos rins e para manter a saúde ocular. E são levemente consideradas laxantes e expectorantes. Convém insistir no papel que desempenham os flavonoides na prevenção do câncer e como anti-inflamatório natural. É que, além disso, as amoras contam com uma série de ácidos naturais com propriedades anticancerígenas (os ácidos clorogênico, ferúlico, ursólico e málico).

## Os frutos silvestres na cozinha

Os frutos silvestres são um recurso tão delicioso como elegantes para as suas receitas. As confeitarias já sabem como aproveitar ao máximo o seu excelente sabor e belo colorido. Embora, como verá em seguida, possa-se preparar mais que apenas sobremesas com os saborosos frutos silvestres.

**Tiramisu de frutos silvestres**
INGREDIENTES PARA OITO PESSOAS
*250 g de queijo (preferivelmente tipo mascarpone)*
*250 g de açúcar mascavo*
*3 a 4 colheres de xarope de maçã concentrado*
*300 g de creme de leite*
*4 gemas de ovo*
*200 g de biscoitos de maizena*
*2 colheres de ágar-ágar*
*150 g de açúcar*
*100 ml de água*
*300 g de frutos silvestres a gosto*

Bata em uma tigela as gemas com o queijo mascarpone e o açúcar mascavo até que saiam borbulhas. Adicione o creme de leite e a alga ágar-ágar dissolvida previamente em água quente. Mexa suavemente. Por outro lado, prepare em uma tigela a calda com água, açúcar e o xarope de maçã, misturando até que fique homogênea e o açúcar o mais derretido possível. Banhe os biscoitos nessa calda e os coloque cuidadosamente em uma forma, de maneira que formem uma camada fina. Sobre essa camada, espalhe parte do creme preparado anteriormente com o queijo e os ovos. Coloque em cima outra camada de biscoitos de maizena.

Agora coloque outra camada de creme. Coloque uma última camada de biscoito e termine com uma de creme. Quando o tiramisu estiver montado, coloque-o na geladeira para que fique bem coalhado. Uma vez gelado e coalhado, cobre-se o tiramisu com os frutos silvestres de sua preferência.

**Conselho:** pode decorar o prato com umas gotas de geleia de morango.

Esta receita de tiramisu de frutos vermelhos é uma versão da famosa sobremesa, mas com alguns ingredientes trocados. É muito fácil de preparar e é delicioso: surpreende pela sua cremosidade, frescor e sabor.

### Batida de frutos silvestres
INGREDIENTES PARA DUAS PESSOAS
*150 g de frutos silvestres*
*150 g de sorvete de creme*
*200 g de leite desnatado*
*2 colheres (de sopa) de açúcar de confeiteiro*

Bata ¾ dos frutos silvestres em uma batedeira com o sorvete de creme e o leite desnatado até obter a consistência e a textura de uma batida. Passe o resto das frutas no açúcar de confeiteiro. Divida a batida em taças e decore com os frutos vermelhos gelados e açucarados.

**Conselho:** se estiver fazendo muito calor e preferir uma batida mais fresca, basta apenas colocar as taças no congelador por alguns minutos. Conserva o frio e é decorativo. Esta receita é originária da Grã-Bretanha, onde há abundância deste tipo de frutas.

### Sorvete de frutos silvestres
INGREDIENTES PARA QUATRO PESSOAS
*400 ml de água*
*200 g de açúcar mascavo*

*2 limões*
*250 g de framboesas e amoras*
*250 g de iogurte natural sem açúcar*

Prepare um xarope com a água e o açúcar mascavo. Para isso, coloque para esquentar a água com o açúcar e mexa até que se dissolva completamente. Leve à ebulição e deixe cozinhar em fogo lento durante 10 min. Deixe esfriar.

Lave com cuidado as framboesas e as amoras. Escorra-as e bata-as (separadamente: as framboesas por um lado e as amoras por outro). Misture a metade do iogurte com o purê de framboesa e a outra metade com o purê de amoras. Misture bem.

Em seguida, esprema os limões e misture o suco obtido com o xarope já gelado. Incorpore a metade do xarope na mistura de framboesa e outra metade com a mistura de amoras. Misture bem e divida em recipientes de vidro. Tampe e guarde no congelador.

Após aproximadamente duas horas, retire do congelador e bata na batedeira para romper os cristais de gelo. Volte a guardar no congelador e repita essa operação outras duas vezes a cada duas horas. Finalmente, deixe no congelador durante toda a noite. Bata mais uma vez na batedeira meia hora antes de servir.

**Conselho:** preparar um sorvete em casa não é difícil, no entanto é trabalhoso. Antes de tudo, deve-se distinguir as duas bases com o que se prepara (seja o leite ou a água). Quer dizer, um xarope e fruta fresca da época como base se preferir um sorvete de massa; e leite, creme de leite e ovos se preferir um sorvete clássico. Os ingredientes são simples e fáceis de obter, e basta uma batedeira para ir rompendo os cristais de gelo a cada duas ou três horas no congelador. O motivo para elaborá-lo em casa é garantir a sua qualidade e que o resultado é livre de aditivos.

### Molho de frutos silvestres
Ingredientes para duas pessoas
*150 g de frutos vermelhos*
*150 g de açúcar mascavo*

Coloque os ingredientes em uma caçarola pequena e leve para ferver durante 2 min. Deixe esfriar. Se preferir um molho liso e homogêneo, passe-o por uma peneira para retirar as sementes.

### Mousse de frutos silvestres
Ingredientes para duas pessoas
*2 colheres (de sopa) de açúcar mascavo*
*2 colheres (de sopa) de açúcar de confeiteiro*
*2 claras de ovo*
*250 g de frutos silvestres (groselhas, framboesas, etc.)*
*1 colher (de sopa) de xarope de bordo ou de maçã concentrado*
*200 g de creme de leite*
*1 pitada de sal*

Lave os frutos silvestres, banhe-os como o xarope e polvilhe com o açúcar de confeiteiro. Separadamente, bata o creme de leite com o *fouet* até que fique como um creme de chantili. Em outra tigela ou travessa bata as claras com o sal. Quando já estiverem prontas, adicione o açúcar sem deixar de bater.

Em seguida, misture as claras montadas com o creme de leite preparado e divida a pasta resultante em taças individuais, adornando-as com os frutos vermelhos. Guarde na geladeira até o momento de servir.

**Conselho:** para que as claras não "abaixem", misture-as com o creme de leite fazendo um movimento de cima para baixo.

### Salada de frutos silvestres
INGREDIENTES PARA DUAS PESSOAS
*150 g de tomates chucha picados*
*150 g de tomates cherry*
*300 g de morangos em lâminas*
*100 g de framboesas*
*3 colheres (de sopa) de azeite de oliva*
*2 colheres (de chá) de vinagre de Modena*
*2 colheres (de sopa) de geleia de frutos vermelhos*

Descasque e corte os frutos silvestres. Separadamente, misture o azeite, o vinagre e a geleia. Misture bem. Banhe os frutos e os tomates com esse vinagrete.

### Creme de amora
INGREDIENTES PARA QUATRO PESSOAS
*½ kg de amora*
*¾ de xícara de açúcar mascavo*
*100 ml de água*
*1 colher (de sopa) de suco de limão*

Limpe bem as amoras e prepare uma compota com o açúcar e a água. Deixe esfriar. Despeje esta compota no liquidificador. Adicione a metade das amoras e o suco de limão e bata até conseguir um purê. Adicione o resto das amoras e pique com um garfo, de maneira que fiquem alguns pedaços inteiros. Coloque na geladeira.

**Conselho:** sirva este creme gelado como sobremesa com iogurte, para enfeitar os sorvetes ou como complemento para cobrir biscoitos, crepes ou *waffles*.

### Crepes com creme de mirtilo
INGREDIENTES PARA QUATRO PESSOAS
*150 g de mirtilos*
*150 g de framboesas*
*250 g de iogurte*
*1 colher (de sopa) de ágar-ágar*
*50 g de açúcar de confeiteiro*
*70 g de farinha integral de trigo*
*2 claras de ovo*
*1 ovo*
*200 ml de leite desnatado*
*1 colher (de sopa) de manteiga*

Mergulhe o ágar-ágar em água fria. Lave e seque os mirtilos e, em seguida, passe-os em uma batedeira. Lave as framboesas, seque-as e deixe-as na geladeira.

Coloque o ágar-ágar em uma panela em banho-maria e deixe esfriar. Em seguida, adicione o iogurte e a batida de mirtilo e misture bem. Bata as claras em neve com a metade do açúcar e incorpore delicadamente na mistura. Deixe esfriar na geladeira até o momento de servir.

Agora é hora de preparar a massa. Bata o ovo com o leite e adicione a farinha peneirada. Deixe a mistura descansar durante 30 min e, em seguida, cozinhe os crepes untando previamente a frigideira com manteiga.

Misture as framboesas com o resto do açúcar. Antes de servir, recheie os crepes em forma de cone com as framboesas e o creme de mirtilo.

### Salada de frutas silvestres
INGREDIENTES PARA QUATRO PESSOAS
*4 rodelas de abacaxi natural ou em calda*

*2 kiwis*
*8 morangos*
*100 g de mirtilos*
*100 g de framboesas*
*50 g de amêndoas*
*200 g de açúcar mascavo*
*1 copo de água*
*Suco de 1 laranja*
*50 g de nozes picadas*
*Leite condensado (a gosto)*

Descasque e corte o abacaxi, o kiwi e os morangos em rodelas e passe-os para uma tigela. Prepare a calda dissolvendo o açúcar mascavo na água e deixando ferver durante 5 min. Misture continuamente. Deixe esfriar e acrescente o suco de laranja. Despeje sobre a fruta e deixe macerar por umas duas horas. Espalhe o resto dos frutos silvestres sobre a calda. Adicione o leite condensado a gosto.

### Refresco de frutos silvestres e flores
INGREDIENTES PARA QUATRO PESSOAS
*125 g de morangos-silvestres*
*250 g de morangos*
*125 g de framboesas*
*250 g de água mineral*
*40 g de açúcar mascavo*
*4 g de fécula (amido)*
*30 g de xarope de rosas*
*25 pétalas de rosas (vermelhas, rosas, amarelas...)*

Comece preparando o xarope de rosas. Para isso, cozinhe a água com a fécula. Em seguida, deixe esfriar. Corte as pétalas de rosas bem finas. Adicione-as à mistura junto com o xarope. Deixe esfriar.

Em seguida, lave os frutos e corte as pontas. Pique-os. Divida-os nas taças de servir e despeje o xarope por cima. Reserve na geladeira durante uma hora e sirva acompanhado de uma bola de sorvete de baunilha.

**Conselho:** o xarope de rosas pode ser encontrado em estabelecimentos orientais.

**Torrada de frutos silvestres**
INGREDIENTES PARA QUATRO PESSOAS
*300 g de frutos silvestres (framboesas, groselhas, amoras...)*
*125 g de açúcar mascavo*
*100 ml de água*
*250 g de morangos*
*6 fatias de pão de leite*
*Manteiga*

Cozinhe a água com o açúcar e os frutos vermelhos. Ferva lentamente durante 8 min. Triture a mistura e passe-a por uma peneira. Corte os morangos pela metade e adicione-os na mistura anterior. Deixe em maceração em torno de 2 h. Toste as fatias de pão e unte-as com a manteiga. Coloque a mistura anterior sobre elas.

# Desfolhando as propriedades da alcachofra

Do leste da África às mesas de todo o mundo

O pé de alcachofra, parente muito próximo do cardo, é a planta que dá vida à alcachofra (*Cynara scolymus*). A hipótese mais provável sobre a sua origem a situa no leste da África, de onde chegou à Europa. Os países mediterrâneos continuam sendo os principais produtores de alcachofra. Por exemplo, a Itália e a Espanha controlam 70% da produção mundial. Por produzir flores o ano todo, a cidade de Piedade, no interior de São Paulo, é considerada a maior produtora de alcachofras do Brasil.

Como indicamos acima, o pé de alcachofra é parente muito próximo do cardo. É que a maioria dos botânicos aponta que ambas as plantas compartilham de um antepassado em comum: o cardo-silvestre. De qualquer forma, hoje em dia as diferenças entre o cardo e a alcachofra são muito notáveis e se devem às modificações que foram produzidas após vários séculos de cultivo.

Não contamos com registro escrito sobre o uso da alcachofra na Europa até o século XV. Uma pessoa de nome Filippo Strozzi as introduziu em Nápoles e Florença como um produto exótico. A princípio, não deram muita atenção, mas em poucas décadas a sua fama se espalhou. Um conhecido biólogo e médico do século XVI, Mattioli, dedicou muitos de seus escritos às virtudes nutritivas das alcachofras e afirmava que algumas delas eram "[...] tão fechadas quanto abacaxis".

No entanto, as alcachofras foram consideradas durante muito tempo exclusivas das mesas mais nobres e abastadas. Por outro lado, os intelectuais mais conservadores da época diziam que não era elegante que as senhoritas a comessem em público (certamente, a alcachofra exige modos de comer um tanto ruidosos). Além disso, começaram a conhecer suas propriedades afrodisíacas, por isso que se tornaram ainda mais estigmatizadas. Entretanto, rapidamente as suas propriedades benéficas se impuseram sobre os preconceitos. E já no início do século XX, algumas clínicas, na França, ofereciam entre os seus serviços uma cura à base de alcachofras.

## Como cultivar alcachofras

Embora as alcachofras possam ser reproduzidas utilizando as sementes, deve-se levar em conta que deste modo se produzem as alcachofras de baixa qualidade. O mais adequado é reproduzi-la a partir de brotos que originarão as plantas adultas. Os melhores solos são os que têm um pH entre 6,5 e 7,5, embora vivam mais ou menos bem em qualquer tipo de terreno. É necessário preparar bem a terra antes de plantá-las. Para isso, no inverno anterior à plantação tente uma mistura que seja metade de terra e metade de esterco. Assim que a planta começar a crescer, é muito importante fertilizá-la de forma adequada com uma mistura de meio quilo de fertilizante nitrogenado com 175 g de nitrato de amônia e 250 g de sulfato de amônia. Quando a planta estiver na época de produção, reduza a quantidade de fertilizante pela metade.

Apesar de ser uma planta de fácil cultivo, ela necessita de muito espaço. Os sulcos devem estar a 75 cm de distância. E nas plantas de um mesmo sulco devem ficar a 65 cm no mínimo. Se desejar obter seus próprios brotos, lembre-se de que essa operação deve ser feita entre março e abril e que deve conseguir os que tenham algumas raízes. Assim que os brotos estiverem plantados, deve-se regar as plantas com frequência e retirar as ervas daninhas. Se estiver em uma região muito quente, deve regá-las em torno de duas vezes por semana. Caso contrário, basta regar uma vez por semana. Deve-se evitar que a água as encharque porque os fungos se formam com facilidade. O clima mais adequado para as plantas seria aquele em que haja invernos e verões moderados. Se no verão fizer muito calor, é melhor plantá-las em áreas meio sombreadas. As alcachofras alcançam o seu pico de produção depois de dois anos e, no Brasil, a colheita é realizada entre os meses de agosto a dezembro, tendo o pico normalmente no mês de outubro. Entretanto, durante o primeiro verão já começam a dar alguns frutos.

### Como escolher uma alcachofra

Não se preocupe com o tamanho na hora de escolher uma alcachofra. As melhores são as que pesam de acordo com o seu tamanho e que tenham as folhas verdes. Não se preocupe também se as folhas estiverem um pouco amarronzadas. Os exemplares que são colhidos no inverno tendem a apresentar essa coloração que não afeta a sua qualidade. Para conservá-las, o mais aconselhável é manter o talo. Assim elas conseguem aguentar vários dias. Caso contrário, guarde-as em sacos plásticos e deixa-as na geladeira.

## Tabela de composição da alcachofra
(valores nutritivos por 100 g da parte comestível)

| | |
|---|---|
| Energia | 21,6 cal |
| Água | 82,5 ml |
| Fibras | 10,8 g |
| Carboidratos | 2,9 g |
| Proteínas | 2,4 g |
| Potássio | 353 mg |
| Fósforo | 130 mg |
| Cálcio | 53 mg |
| Magnésio | 26 mg |
| Sódio | 47 mcg |
| Vitamina B3 | 0,9 mg |
| Vitamina E | 0,2 mg |
| Vitamina B1 | 0,14 mg |

### Baixa em calorias e rica em minerais

A alcachofra faz parte da família das asteráceas (compostas), que inclui mais de mil gêneros e 20 mil espécies. A parte comestível é a inflorescência, que possui folhas verdes sobrepostas que ficam unidas por ramos. Tem um sabor levemente amargo e a carne é suculenta.

Trata-se de uma das verduras mais presentes nas dietas de emagrecimento devido ao seu baixo conteúdo em gorduras e em fibras (necessárias para o bom trânsito intestinal). A alcachofra contém, sobretudo, água e carboidratos. Apesar de não se destacar de forma demasiada por seu conteúdo vitamínico, cabe indicar que o seu conteúdo em minerais é muito elevado. Trata-se de uma das verduras que contêm mais magnésio, fósforo e cálcio.

Como se sabe, o cálcio é necessário para os ossos. As alcachofras nos proporcionam o cálcio, no entanto, por ser de origem vegetal, esse é menos aproveitado do que o presente no animal, como o existente no leite de vaca, por exemplo.

Das alcachofras nos interessa, sobretudo, o potássio, um dos minerais mais importantes do ponto de vista nutritivo. É o mineral mais presente no organismo. Desempenha várias funções, entretanto a mais importante é a de assegurar a correta transmissão e geração de impulsos nervosos. Do mesmo modo, junto com o sódio, encarrega-se de regular os níveis de água intracelular e extracelular. Precisamente, a bomba sódio-potássio é fundamental para o equilíbrio fisiológico das células e sua função é o de transporte de potássio e sódio entre o interior e o exterior da célula. Essa bomba é encontrada em todas as membranas celulares e se encarrega de manter a osmolalidade e o volume celular, transportar os nutrientes e assegurar o impulso nervoso. A falta de potássio pode provocar, por exemplo, debilidade nos músculos, sede, falta de apetite e debilidade geral. E graças ao fato de o potássio estar presente em uma grande variedade de alimentos, é difícil sofrer perdas importantes de potássio, embora pessoas que tomem diuréticos ou que suem em excesso (ao praticar esportes ao ar livre nos dias de muito calor) possam sofrer de reduções repentinas de potássio. Elas devem se tratar imediatamente. Necessitamos ingerir todos os dias 2 mil mg diários de potássio, sendo que 100 g da parte comestível das alcachofras nos fornecem uma sexta parte dessa quantidade.

Quanto ao magnésio, é um mineral necessário para a transmissão neuromuscular, do músculo do coração e dos ossos, e intervém em numerosas reações enzimáticas e no metabolismo dos alimentos. A quantidade diária recomendada de magnésio a ser ingerida é de 300 mg para a mulher e de 350 mg para o homem.

Uma alimentação equilibrada ajuda a manter os níveis mínimos de magnésio.

Como grande parte dos alimentos que contêm substâncias amargas, as alcachofras atuam nas funções estomacais, digestivas, aperitivas, diuréticas e tônicas. Além disso, contêm outras substâncias menos conhecidas, mas de grande valor como antioxidante (ácido clorogênico), anti-inflamatório (cinarosídeo), diurético (cinarina) e antitumoral (cinaropirina). Entre essas últimas substâncias, devemos dar uma atenção especial à cinarina. Além de ser diurética e depurativa, tem um destacável efeito protetor no sistema digestivo e no funcionamento hepático biliar. Do mesmo modo, favorece a digestão de gorduras. Por esse motivo, as alcachofras ajudam a combater as digestões pesadas. As alcachofras também contêm insulina, por isso provocam um efeito bífidus, na flora intestinal, melhorando as defesas e ajudando a regular os níveis de colesterol e açúcar. Por último, não é recomendável o consumo de alcachofra em mulheres gestantes, para evitar que o sabor amargo da planta seja repassado ao leite materno.

## Fitoterapia e alcachofra

A alcachofra é um alimento muito apreciado na fitoterapia, disciplina que estuda as plantas e emprega-as com finalidades terapêuticas, ou seja, para prevenir, atenuar ou curar um estado patológico. Muitas empresas que comercializam produtos de fitoterapia aproveitam as virtudes da alcachofra para vender fórmulas (normalmente cápsulas) com essa verdura para os transtornos hepatobiliares, icterícia, hiperlipidemia, hipercolesterolemia, sensação de saciedade e digestão difícil e como coadjuvante em regimes para controle do peso. Embora sempre recomendemos o consumo de verduras naturais ao invés dos preparados que derivam delas, é importante salientar que essas fórmulas feitas de alcachofra são manipuladas a partir das folhas (não comestíveis). Com elas é preparado um pó de moagem criogênica que contém todas as propriedades da alcachofra.

### Como fazer suco de alcachofra

O suco de alcachofra é uma bebida muito saudável e muito útil para ter sempre em mãos. Pode ser comprado em lojas especializadas em dietética, embora possa ser facilmente preparado em casa. Uma opção é preparar o suco "puro". Para isso, passe no liquidificador a parte comestível com um pouco de água. O problema desse suco é que é muito amargo, e por isso podem ser acrescentados outros ingredientes (tomate ou pepino) ou misturá-lo com suco de limão ou de cenoura.

### A alcachofra na cozinha

O uso culinário da alcachofra se reduz ao "coração" e à parte macia das folhas. Antes de cozinhá-las, é aconselhável eliminar as folhas mais externas e duras. Por outro lado, deve-se levar em conta que as alcachofras podem enegrecer a pele e, sobretudo, as unhas. Portanto, é recomendável usar luvas para evitar que isso ocorra. Do mesmo modo, um bom método para limpá-las é mergulhá-las em água com sal durante meia hora, já que dessa maneira se eliminem todos os resquícios de terra que possa conter. Em seguida, deve enxugá-las bem para tirar todo o sal. E, a melhor maneira de fazer com que as alcachofras mantenham boa parte de suas propriedades é cozinhá-las a vapor. Embora, como verá em seguida, há muitas maneiras de cozinhá-las.

### Alcachofras no vapor
INGREDIENTES PARA QUATRO PESSOAS
*12 alcachofras*
*2 limões*
*3 dentes de alho*
*Azeite de oliva*
*Sal*

Primeiro, retire as folhas das alcachofras. Em seguida, limpe-as com água misturada com o suco de dois limões. Agora, coloque a água para ferver em uma panela com os dentes de alho e um fio de azeite de oliva. Abra as alcachofras e as coloque para cozinhar na água durante 30 min.

**Conselho:** se desejar, para dar um toque diferente nesse prato, acrescente pinhões e pão ralado na água do cozimento.

### Alcachofras empanadas
INGREDIENTES PARA QUATRO PESSOAS
*8 alcachofras*
*2 ovos*
*Farinha*
*Azeite de oliva*
*Sal*

Em primeiro lugar, limpe as alcachofras e deixe apenas o coração. Bata os ovos em uma tigela. Passe os corações de alcachofra no ovo e depois na farinha. Frite-os em azeite de oliva e deixe-os descansar sobre um papel toalha para que soltem o azeite.

### Sopa de alcachofras
INGREDIENTES PARA QUATRO PESSOAS
*8 alcachofras*

*2 batatas*
*500 g de alho-poró*
*1 cebola*
*100 ml de creme de leite*
*Azeite de oliva*
*Sal*
*Pimenta negra*
*Água*

Pique a cebola, descasque e pique as batatas. Corte o alho-poró em rodelas finas. Limpe as alcachofras e deixe apenas o coração. Em uma panela, esquente um pouco de azeite de oliva e frite a cebola. Quando estiver macia, adicione os corações de alcachofra, a batata e o alho-poró. Frite durante 5 min mexendo de vez em quando. Incorpore um litro de água e deixe que o preparo ferva durante 25 min. Em seguida, passe na batedeira elétrica e adicione o creme de leite. Acrescente sal e pimenta a gosto.

### Alcachofras recheadas
INGREDIENTES PARA QUATRO PESSOAS
*12 alcachofras*
*200 g de salmão defumado*
*1 limão*
*Azeite de oliva*
*25 g de alcaparras*
*1 ovo cozido*
*1 tomate*
*Sal*

Em primeiro lugar, limpe as alcachofras e deixe apenas o coração. Agora, cozinhe os corações com bastante água fervendo, sal e limão descascado e cortado em rodelas. Em seguida, escorra-os. Separadamente, pique o salmão. Abra um pouco os corações de alcachofra. Adicione um pouco de sal e azeite e coloque o salmão, o ovo cozido picado, o tomate picado e as alcaparras misturadas entre eles.

### Alcachofras ao forno
INGREDIENTES PARA DUAS PESSOAS
*6 alcachofras*
*4 dentes de alho*
*Azeite de oliva*
*Sal*
*Limão*

Em primeiro lugar, limpe as alcachofras e retire as folhas duras e a ponta. Esfregue-as com meio limão. Abra-as e insira nelas o alho picado e um pouco de sal e azeite de oliva. Forre uma bandeja para o forno com papel alumínio e asse as alcachofras a 180 ºC durante 30 min. Deixe esfriar um pouco antes de servir.

### Tortilha de alcachofras
INGREDIENTES PARA DUAS PESSOAS
*4 alcachofras*
*2 ovos*
*Azeite de oliva*
*Sal*

Em primeiro lugar, limpe as alcachofras e deixe apenas o coração. Em seguida, pique os corações e reserve-os. Bata os ovos com uma pitada de sal e reserve-os. Frite os corações de alcachofra em azeite de oliva e, quando estiverem mais cozidos, adicione os ovos batidos. Vire a tortilha para que cozinhe em ambos os lados.

## Alcachofras com mariscos
INGREDIENTES PARA SEIS PESSOAS
*18 alcachofras*
*30 mariscos*
*3 dentes de alho*
*2 colheres (de sopa) de farinha*
*Caldo de peixe*
*Azeite de oliva*
*Sal*

Em primeiro lugar, limpe as alcachofras e deixe apenas os corações. Cozinhe-os em fogo lento até que fiquem bem cozidos. Em uma frigideira à parte, coloque para esquentar três colheres de azeite de oliva e o alho picado. Quando estiverem bem dourados, adicione a farinha e mexa por aproximadamente 2 min. Em seguida, despeje os mariscos com dois copos de caldo de peixe e deixe cozinhar em fogo lento até que se abram. Adicione as alcachofras com mais dois copos de caldo de peixe e deixe cozinhar durante mais 8 min. Mexa de vez em quando.

## Torta de alcachofras
INGREDIENTES PARA QUATRO PESSOAS
*12 alcachofras*
*400 g de creme de leite*
*3 ovos*
*Sal*
*Azeite*
*½ limão*
*Creme de vegetais*
*Água*

Em primeiro lugar, limpe as alcachofras e deixe apenas o coração. Em seguida, esfregue as alcachofras com meio limão e cozinhe-as em água com sal e duas colheres de azeite de oliva. Escorra, pique e reserve. Em uma travessa separada, bata os ovos com o creme de leite e uma pitada de sal. Divida os corações picados em quatro moldes individuais previamente untados com azeite ou manteiga. Adicione a mistura de creme de leite e leve ao forno a 180 °C durante 20 min. Retire-as dos moldes e banhe as tortas com o creme de vegetais morno.

# Trigo, um cereal nutritivo e saudável

Desde os tempos remotos

O trigo (*Triticum aestivum L.*) acompanha a humanidade desde os tempos remotos. Sem sombra de dúvidas, trata-se de um dos primeiros alimentos "domesticados" pelo ser humano. Quando deixamos de ser caçador-coletores e nos assentamos para cultivar, o trigo triunfou como um alimento indispensável.

Devemos buscar as origens do trigo cultivado há aproximadamente 8 mil anos na região compreendida entre os rios Tigre e Eufrates, na antiga Mesopotâmia, uma zona que está dividida, na atualidade, entre o Iraque, a Síria e a Turquia. Embora, paralelamente, no Egito, o trigo começou a ser cultivado há 7 mil anos, como evidenciam os silos rudimentares construídos com canas, palhas e argila que surgiram no El Fayum, planície situada a 60 km ao sul do Cairo. Os primeiros tipos de trigo cultivados eram *Triticum monococcum* e *Triticum diococcum*, que possuem espigas frágeis que se soltam ao amadurecer.

Por sua vez, os gregos e os romanos elevaram o trigo da categoria de alimento à de símbolo da vida e da prosperidade. O nome da deusa grega Deméter pode ser traduzido como "mãe-terra", ou por "cereal-terra". Portanto, Deméter não era apenas a deusa da agricultura, como também a divindade relacionada com esse cereal. É ela que proporciona os cereais. E, os romanos concederam essa responsabilidade à Ceres, deusa praticamente copiada do modelo grego. Segundo os romanos, Ceres ensinou aos homens a arte de semear a terra e colher, entre outros alimentos, o trigo. Em muitas de suas representações, Ceres leva uma coroa de espigas de trigo e um pano de cor amarela, símbolo do trigo. E, graças ao fato de o trigo ser um cereal com quantidade suficiente de glúten para elaborar um pão com facilidade, durante muitos séculos foi o cereal preferido em relação a outros como a aveia, o milho ou a cevada. Em Roma começaram a surgir as primeiras padarias que vendiam inúmeras variedades de pão. Foi quando fundaram os primeiros grêmios de padeiros. Para as diferentes classes sociais havia tipos de pães distintos. Assim sendo, as classes altas tinham o privilégio de comer pães elaborados com farinhas finas, enquanto que as classes inferiores deviam se conformar com pães mais negros e duros para o paladar. Já na Idade Média, o cultivo de trigo se modernizou graças à rotação das colheitas com a utilização dos primeiros moinhos hidráulicos e eólicos. Dessa forma, o pão se transformou em um dos alimentos mais básicos para a maioria da população.

Se a Revolução Industrial permitiu que, a partir do século XVIII, os pães feitos com farinha mais fina chegassem a toda a população, o século XX serviu como a consagração do trigo como o cereal mais consumido do mundo, já que os métodos de produção se modernizaram ainda mais e, assim, conseguiam farinhas mais finas e pães mais leves. Atualmente, podemos encontrar mais de mil variedades de pães e, cada ano, mais de seiscentos milhões de toneladas de trigo são produzidas em todo o mundo.

## As propriedades do trigo

O trigo contém inúmeras substâncias muito benéficas para a saúde. E deve-se ressaltar um dado importante: falamos sempre de trigo integral. A maioria dos nutrientes, fibras e outras substâncias fitoquímicas do trigo se encontram na casca que recobre o grão ou farelo e no germe de trigo. Por isso que as farinhas refinadas ou os produtos que são preparados com elas (como o pão branco e muitos alimentos de confeitaria) não são tão nutritivos. Levando isso em conta, sempre que puder, opte por alimentos elaborados com farinha de trigo integral.

O grão de trigo é composto por várias camadas. A mais externa é o farelo que contém, por sua vez, o pericarpo, que se encarrega de proteger toda a semente e que é composto por várias células. O farelo é a parte mais externa e não contém muitos nutrientes. Desse modo, não é facilmente digerível, mas na alimentação humana desempenha um papel muito relevante como o de transporte das substâncias nutritivas. É empregado, com frequência, como forragens para animais. Se seguirmos até o seu interior encontraremos o perisperma e, na sequência, o endosperma (que compõe os 80% do grão), e que contém a maioria das proteínas. No endosperma são encontradas duas matérias proteicas, a glutamina e a glicina, que formam o glúten. Essa é a proteína responsável pelo fato de o trigo ser o cereal mais consumido no mundo, porque é capaz de reter, durante a sova, 200% do seu peso em água. Por isso que é tão simples preparar pão com trigo. E, por último, encontramos na parte central, o germe ou embrião, que é 1,5% do total do grão e rico em gorduras, proteínas, sais minerais e vitaminas.

## Tabela de composição do trigo integral
### (Valores nutritivos por 100 g)

Na farinha de trigo não integral, muitos dos seguintes nutrientes são reduzidos a menos de 50%.

Proteínas ................................................. 10 mg
Lipídios ................................................... 1,5 mg
Carboidratos ........................................... 71 mg
Vitamina B1 ............................................ 35 mg
Vitamina B2 ............................................ 0,2 mg
Vitamina C .............................................. 25 mg
Vitamina E .............................................. 1,2 mg
Enxofre ................................................... 180 mcg
Fósforo ................................................... 300 mg
Cloro ....................................................... 50 mg
Sódio ...................................................... 10 mg
Potássio .................................................. 450 mg
Magnésio ................................................ 140 mg
Cálcio ..................................................... 40 mg
Ferro ....................................................... 4 mg
Zinco ...................................................... 5,5 mg
Cobre ..................................................... 0,7 mg
Manganês ............................................... 3 mg

## Por que o pão branco "triunfou"?

Se o pão integral é mais nutritivo que o pão branco, por que tanta gente fica encantada com o último? Quando se tornou possível peneirar a farinha para separar o farelo, descobriu-se que ao eliminá-lo ficava mais fácil conservar a farinha. Desse modo, a produção e a conservação do pão baratearam consideravelmente. Hoje em dia, podemos moer a farinha com métodos muito modernos e conservá-la por muito mais tempo sem a necessidade de eliminar uma parte tão nutritiva. No entanto, o pão integral tem um sabor bem mais forte (definitivamente com mais sabor), do que o pão branco, muito mais leve e fácil para o paladar, mas com muito menos nutrientes. E outro dado para optar pelo integral: o farelo, que fica excluído do pão branco, contém em torno de 44% de fibra. Portanto, lembre-se de que o pão integral possui uma magnífica fonte de fibra e que, além disso, pode ajudar na prevenção contra o câncer de cólon e a diabetes.

## O trigo e o câncer

Nos últimos tempos, foram realizados vários estudos para comprovar as vantagens do trigo para a saúde. Desse modo, segundo os pesquisadores da Universidade de Kansas, o trigo nos fornece antioxidantes que ajudam a prevenir e combater o câncer de cólon, a diabetes e os infartos. Da mesma forma, descobriu-se que durante os primeiros estágios do desenvolvimento do trigo, há elevados níveis de ortofenois, uma substância que funciona como antioxidante. Portanto, abre-se uma porta para a modificação dessa substância para que se torne mais potente. No entanto, como claramente indica a Associação de Pesquisa sobre o Câncer Britânica, é preferível obter os antioxidantes dos alimentos naturais e não daqueles que tenham sido modificados artificialmente.

Por outro lado, e embora devêssemos enfatizar que ainda não existam estudos tão conclusivos, parece indicar que o trigo integral desempenha um papel notável na prevenção contra o câncer de mama. O trigo integral é rico em fitosteois, que ajudam a neutralizar a influência que os estrógenos exercem no aparecimento e desenvolvimento do câncer de mama. Além disso, graças ao elevado conteúdo em fibra no pão integral, é mais fácil para o organismo eliminar os estrógenos.

## O germe de trigo e as doenças cardiovasculares

O trigo contém diferentes vitaminas como, por exemplo, a vitamina E, que se concentra no germe de trigo. A vitamina E tem se mostrado muito eficaz para combater e prevenir contra os níveis elevados de mau colesterol. Do mesmo modo, contribui para a saúde do sistema cardiovascular, já que o mau colesterol fica depositado nas paredes das veias (o que poderia dar início à arteriosclerose).

## O óleo de germe de trigo

O óleo de germe de trigo virou moda como um produto muito adequado à saúde. Esse óleo é obtido do germe espremido a frio e contém uns 50% de ácido linoleico, assim como vitaminas E, A, D e K. Porém, apresenta um grande obstáculo: para produzir um litro de óleo são necessárias 115 toneladas de trigo. Portanto, o seu uso fica excluído da alimentação (o preço de uma garrafa de um litro seria proibitivo) e é reservado apenas como produto terapêutico. É comercializado, sobretudo, em forma de gotas, porque senão se torna rançoso com muita facilidade. Pode ser encontrado em farmácias e em lojas dietéticas especializadas. Este produto é recomendado em caso de anemia, raquitismo, astenia, transtornos de coagulação, impotência, esterilidade e estados de grande cansaço físico.

## Um bom aliado contra a prisão de ventre

Como já indicamos anteriormente, o farelo de trigo contém uma importante quantidade de fibra insolúvel, um aliado ideal para combater a prisão de ventre. E como o farelo ajuda exatamente contra este problema de saúde que afeta aproximadamente de uma a cada cinco pessoas? O farelo aumenta a velocidade de trânsito das fezes através do intestino, o que diminui a pressão abdominal e evita que o cólon se irrite. O farelo pode ser comprado como complemento dietético, mas é preferível obtê-lo dos próprios alimentos. Do mesmo modo, a ingestão de farelo de trigo recomendada é de entre 20 e 30 g/dia. Uma quantidade superior à necessária pode causar problemas digestivos.

O farelo de trigo é o produto que se obtém ao refinar o grão de trigo. Em especial, aproveitam-se as camadas mais externas do grão, muito ricas em fibra, minerais, vitaminas e proteínas. É vendido em forma de flocos que podem ser adicionados ao iogurte, por exemplo.

## Uma grande fonte de carboidratos

O trigo é uma grande fonte de carboidratos. Muitas pessoas tendem a estabelecer uma associação entre carboidratos e calorias e decidem abrir mão, em suas dietas, dos tipos de alimentos que contêm uma elevada quantidade de carboidratos. No entanto, são eles uma fonte de energia indispensável para o nosso organismo. Muitos alimentos que contêm carboidratos (também chamados de "hidratos de carbono" ou "glicídios") fornecem também outros nutrientes, como é o caso do trigo integral. Como é certo também, por outro lado, que existem alimentos, como o açúcar branco, que contém somente carboidratos e nenhum nutriente. Vale ressaltar, portanto, que é aconselhável evitar os carboidratos simples (como os do açúcar branco ou refinado) e optar pelos complexos, como os do trigo integral. Devemos ter sempre em mente que 55% da energia de que necessitamos devem derivar dos carboidratos; 15% das proteínas e 30% das gorduras (a maioria deve ser monoinsaturada). E, além do pão, um dos alimentos de consumo mais habitual que contêm carboidratos é a massa. Espaguetes, talharins, raviólis, macarrões... são obtidos da sêmola dos cereais. Desse modo, as massas deveriam ser um alimento muito presente na nossa alimentação.

## O trigo na cozinha

O trigo é um dos alimentos mais versáteis e presentes na cozinha. O pão e a massa são as formas mais habituais para comer trigo. Embora existam outras maneiras. Podemos comer os grãos de trigo (inclusive crus) para aproveitar ao máximo o seu poder nutritivo. Podem ser empregados para acompanhar saladas, pratos de verduras ou doces. O grão deve estar macio e ser lavado e limpo. Os grãos também podem ser cozidos. Uma forma de apresentação habitual são os flocos de trigo (já mencionamos o farelo). Os flocos são os grãos amassados e cozidos a vapor a 130 °C. Em seguida, são submetidos a um processo de desidratação. Os flocos de trigo são muito apreciados no norte da Europa e utilizados em muitas receitas, como a granola e inúmeras sobremesas.

Outra forma de empregar o trigo na cozinha é como farinha, que é utilizada para empanar, engrossar molhos etc. Não se deve confundir a farinha com os granulados, porque esses últimos são mais grossos. Também podemos utilizar as sêmolas, muito adequadas para sopas ou doces. Elas são obtidas da moagem grosseira do grão duro. Nos últimos anos também virou moda os germes de trigo, que aumentam as propriedades de alguns dos nutrientes do cereal.

## Pão integral
INGREDIENTES
*500 g de farinha de trigo integral*
*20 g de levedura de cerveja*
*300 ml de água*
*1 colher (de chá) de sal*

Deve-se primeiro fazer a massa principal. Misture a levedura com 100 ml de água e deixe repousar por 5 min. Em seguida, cubra com um pano durante toda a noite e guarde-a na geladeira. Depois, sobre a mesa de trabalho bem limpa, misture a farinha com sal e a massa principal. Adicione o resto da água pouco a pouco enquanto mistura todos os ingredientes. Trabalhe a massa para que fique sem caroços e elástica. Faça uma bola e passe-a para uma tigela. Cubra com um pano e deixe fermentar durante 50 min.

Agora, aperte a massa para que desinfle. Volte a amassá-la e deixa-a na forma de uma barra (ou a forma que desejar) de pão. Polvilhe a farinha na bandeja que vai ao forno e deixe fermentar novamente. Desta vez a massa ficará pronta em 25 min. Para acabar, leve ao forno a 190 °C durante 25 min. Deixe esfriar sobre uma grelha antes de servir.

**Conselho:** fazer pão em casa é uma tarefa tão gratificante quanto trabalhosa. Em todo o caso, é a melhor opção se quiser comer um pão de boa qualidade. Não pule nenhuma das etapas em que a massa descansa, porque são imprescindíveis para que fermente.

## Chapati
INGREDIENTES
*400 g de farinha integral*

*250 ml de água*
*1 colher (de chá) de sal*
*2 colheres (de sopa) de manteiga*
*Óleo pra fritar*

Primeiro, misture a farinha com o sal e a manteiga. Amasse durante vários minutos enquanto incorpora a água pouco a pouco. Deve ficar em uma massa homogênea e macia. Em seguida, passe a massa para uma tigela e cubra-a com um pano de cozinha. Deixe fermentar durante 25 min.

Depois, forme porções do tamanho de laranjas e amasse-as com o rolo de massas, para que fiquem com uma grossura em torno de 5 mm. Para terminar, esquente um pouco de óleo em uma frigideira e frite os chapatis de ambos os lados.

**Conselho:** é aconselhável que o fogo seja mantido um pouco baixo quando fritar as chapatis. Trata-se de um pão típico da Índia e do Paquistão que acompanha muitos pratos.

### Pão integral de cebola e pimenta
INGREDIENTES
*350 g de farinha integral de trigo*
*15 g de levedura*
*150 ml de água*
*1 cebola média*
*1 colher (de chá) de sal*
*1 pitada de açúcar mascavo*
*½ colher (de chá) de pimenta-do-reino moída*

Primeiro, misture a levedura na água e deixe repousar durante 5 min. Pique a cebola bem fina e frite. Reserve. Agora, sobre a mesa de trabalho, misture a farinha com o sal e a pimenta-do-reino.

Forme uma montanha e faça um buraco no centro, como se fosse um vulcão. Incorpore a levedura, o açúcar e a cebola. Amasse durante uns minutos para obter uma massa homogênea e elástica. Em seguida, deixe que a massa fermente durante 30 min, coberta com um pano de cozinha. Depois, amasse novamente e dê forma dê rosca à massa. Deixe que fermente outra vez sobre uma bandeja de forno untada com óleo. Asse durante 35 min a 210 ºC.

### Salada com brotos de trigo
INGREDIENTES PARA DUAS PESSOAS
*150 g de brotos de trigo*
*4 cenouras*
*Azeite de oliva*
*Vinagre de maçã*
*1 cebola*
*2 maçãs*
*Suco de 1 limão*
*1 pitada de cominho*
*1 colher (de chá) de endro (aneto)*
*1 pitada de sal*

Primeiro, limpe as cenouras debaixo de um jato de água morna e rale-as. Agora, em uma tigela grande, misture-as com os brotos de trigo. Pique a cebola. Descasque e corte a maçã em formato de pequenos cubos e borrife-os com o suco de limão. Incorpore a cebola e a maçã na tigela. Agora, tempere com o azeite e o vinagre e acrescente o cominho, o endro e o sal.

### Caldo de triguilho com hortaliças
INGREDIENTES PARA DUAS PESSOAS
*80 g de triguilho*

*3 alhos-porós*
*3 nabos*
*200 g de cogumelos*
*1 pouco de salsa*
*6 colheres (de sopa) de azeite de oliva*
*3 folhas de louro*
*Sal*

Em primeiro lugar, corte os alhos-porós e os nabos em rodelas finas. Depois, corte os cogumelos em lâminas. Em uma caçarola de barro, coloque para esquentar o azeite de oliva. Quando estiver quente, adicione as hortaliças e refogue, em fogo médio, durante 8 min. Mexa de vez em quando. Em seguida, cubra com água e adicione o louro e o sal a gosto. Deixe cozinhar em fogo médio durante 20 min e acrescente o triguilho. Adicione mais água se for necessário. Deixe cozinhar por mais 10 min. Antes de servir, adorne com um pouco de salsa.

**Conselho:** o triguilho é um dos ingredientes mais típicos da culinária árabe, sobretudo na região de Magreb. É parecido com o cuscuz. Lembre-se de comprá-lo integral e fique atento durante o cozimento na hora de despejar mais água ou caldo sempre que for necessário.

### Fusilli integral com cogumelos e verduras
INGREDIENTES PARA QUATRO PESSOAS
*480 g de massa integral tipo fusilli (espirais)*
*200 g de cebola picada bem fina*
*240 g de cogumelos frescos picados*
*360 g de tomates fritos*
*1 abobrinha cortada em cubos*
*Azeite de oliva*
*Sal*

Primeiro, coloque para esquentar bastante água com sal e azeite de oliva. Quando começar a ferver, coloque a massa. Assim que estiver pronta, enxague-a com água fria, escorra e reserve. Em seguida, coloque para esquentar duas colheres de azeite em uma frigideira e refogue a cebola. Quando estiver quase dourada, adicione os cogumelos e a abobrinha. Refogue por 5 min e adicione a pasta. Continue cozinhando em fogo médio enquanto mexe de vez em quando. Passados 8 min, adicione o tomate e verifique o ponto do sal. Deixe cozinhar por mais 5 min.

### Espaguete integral com frutos do mar
INGREDIENTES PARA QUATRO PESSOAS
½ kg de espaguete integral
¼ kg de mexilhões
¼ kg de mariscos
¼ kg de camarões
200 g de tamboril (peixe-pescador)
2 dentes de alho
Azeite de oliva
Folhas de louro
½ copo de vinho branco seco
Sal

Primeiro, coloque bastante água para esquentar com sal e azeite de oliva. Quando começar a ferver, coloque os espaguetes e cozinhe até que fiquem *al dente*. Enxague com água fria, escorra e reserve. Em uma caçarola de barro, coloque para esquentar 4 colheres de azeite de oliva. Frite o alho picado com algumas folhas de louro. Adicione os camarões descascados, as cabeças dos camarões e o tamboril picado. Frite durante 10 min. Em seguida, retire as cabeças dos camarões e acrescente os mexilhões, os mariscos e o vinho branco. Cozinhe durante 10 min em fogo médio. Retire as folhas de louro e despeje a mistura sobre a massa.

### Cuscuz integral ao curry
INGREDIENTES PARA DUAS PESSOAS
*200 g de cuscuz integral*
*1 cebola cortada em cubos*
*1 cenoura cortada em tiras finas*
*1 pimentão vermelho escalvado, lavado e picado*
*50 g de milho*
*25 g de passas de Corinto*
*1 colher (de sopa) de sementes de girassol tostadas*
*1 colher (de sopa) de raspas de laranja*
*½ colher (de chá) de curry*
*1 pitada de sal*
*Azeite de oliva*
*1 colher (de chá) de hortelã fresca e picada bem fina*

Em primeiro lugar, esquente 2 colheres (de sopa) de azeite de oliva em uma frigideira e refogue a cebola. Quando estiver macia, adicione o pimentão vermelho, as passas, a cenoura e o milho. Refogue durante 6 min mais, enquanto mexe continuamente. Reserve. Em uma tigela, misture as raspas de laranja com o curry e a hortelã fresca. Coloque para ferver 100 ml de água com uma pitada de sal e acrescente o cuscuz e a mistura de curry. Cozinhe durante 8 min e sirva misturado com as hortaliças e as sementes de girassol.

### Doce de trigo com figos
INGREDIENTES PARA QUATRO PESSOAS
*150 g de flocos de trigo integral*

½ *quilo de figos secos*
*50 g de passas*
*100 g de nozes*
*100 g de amêndoas*
*Raspas de 1 limão*
*½ colher (de chá) de gengibre*
*225 g de farinha integral*
*1 pitada de canela em pó*
*1 pitada de sal*

Em primeiro lugar, lave os figos debaixo de um jato de água morna. Em seguida, corte-os em rodelas finas. Cozinhe-os em água (que apenas os cubra) com as passas. Quando sobrar apenas a água, retire do fogo e adicione os frutos secos, as raspas de limão, o gengibre, a farinha, os flocos, a canela e o sal. Mexa continuamente durante vários minutos até obter uma massa homogênea. Despeje-a então em um molde pulverizado com farinha. Leve para assar durante 40 min a 210 °C. Deixe esfriar antes de servir.

### Salada de frutas com brotos de trigo
INGREDIENTES PARA QUATRO PESSOAS
*100 g de brotos de trigo*
*½ abacaxi*
*½ quilo de morangos*
*1 maçã*
*2 kiwis*
*2 laranjas*

*2 colheres (de sopa) de mel*
*1 colher (de chá) de canela em pó*

Pique todas as frutas e misture-as com o mel, a canela e os brotos de trigo. Deixe descansar por no mínimo meia hora na geladeira.

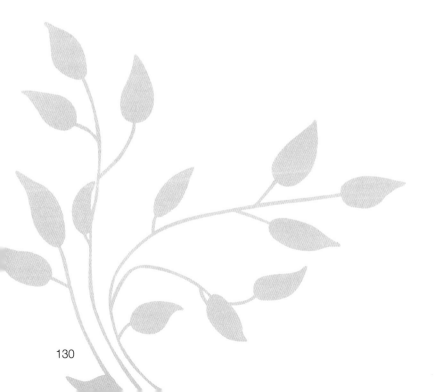

# Brócolis, couve, couve-flor, couve-de-bruxelas e rabanetes

## A família das crucíferas

O repolho ou a couve, o brócolis, a couve-flor, os rabanetes e as couves-de-bruxelas são algumas das crucíferas mais comuns e presentes na nossa mesa. As crucíferas formam uma família de vegetais composta por 390 gêneros e 3 mil espécies. Apesar de que se as comparamos com outros vegetais, não aparecem de forma demasiada nos nossos pratos, mas se trata um alimento completo e com muitos benefícios para a saúde. Falaremos das propriedades de cada crucífera em particular, entretanto, já vamos adiantando que a maioria delas nos fornece quantidades consideráveis de antioxidantes, fibra, betacarotenos, vitaminas C e K, zinco e selênio, entre outros nutrientes.

Nos últimos tempos, as crucíferas nos vêm chamando a atenção, pois algumas pesquisas têm demonstrado que contêm substâncias antioxidantes e anticancerígenas. Desse modo, um estudo da Agência Internacional para a Pesquisa do Câncer, situada em Lyon (França), revela que as crucíferas ajudam a reduzir o risco de sofrer de câncer de pulmão em determinadas pessoas que têm dois genes ativos em especial (o GSTM1 e o GSTT1). Além disso, as crucíferas contêm isocianatos, as substâncias protetoras contra o câncer de pulmão. Para realizar esse estudo, os cientistas analisaram 2.168 pessoas que sofriam de câncer de pulmão e 2.168 pessoas saudáveis da Hungria, Rússia, Romênia, República Checa, Eslováquia e Polônia, países onde as crucíferas estão muito presentes na dieta. Os resultados concluíram que as crucíferas tinham um efeito protetor em 37% das pessoas que tinham o gene GSTT1 inativo, e, em 33% das pessoas quando gene inativo era o GSTM1, enquanto que o fator protetor se elevava até 72% quando os dois genes estavam inativos.

## O problema dos gases

As crucíferas apresentam importantes benefícios para a nossa saúde, mas também podem causar um problema: as flatulências. A flatulência (também conhecida com o sonoro nome de "meteorismo") se caracteriza por excesso de gases que causa inchaço abdominal e espasmos intestinais. São muito incômodos para quem as sofre e causam desconforto quando não conseguem se conter na presença de outras pessoas. As causas mais frequentes de flatulência são: comer depressa ou com ansiedade, engolir ar ao comer, indigestões, intolerância à lactose e outras alterações e comer alimentos flatulentos, como as crucíferas. A fibra e os compostos de enxofre tão abundantes nas crucíferas são os responsáveis por causarem a flatulência. Para atenuar o mais possível esse efeito indesejável, recomenda-se cozinhar as crucíferas com erva-doce (funcho) ou cominho ou finalizar a refeição com um chá de hortelã ou de camomila.

### Brócolis contra o câncer

Os verdes e saborosos brócolis (também conhecido como "brócoli") são originários do litoral mediterrâneo do Oriente.

Nunca foi um vegetal excessivamente popular, embora nos últimos anos ele venha sendo cada vez mais consumido graças ao fato de terem descoberto que contém importantes benefícios para a nossa saúde.

Trata-se de uma planta muito parecida com a couve-flor, embora o que chame a atenção rapidamente é a sua bela cor verde (existe uma variedade, menos conhecida, de cor púrpura). O seu sabor é mais suave do que o da couve-flor. Os brócolis são um alimento muito apreciado pelas pessoas que se submetem a dietas de emagrecimento porque é basicamente composto de água; portanto, o seu conteúdo calórico é muito baixo. Possui várias substâncias muito nutritivas e, sobretudo, destaca o seu elevado conteúdo vitamínico. Os brócolis contêm vitaminas A (necessária para a manutenção dos tecidos e para o fortalecimento do sistema imunológico), E (um antioxidante muito necessário para o nosso organismo) e $B_1$ ou tiamina (muito adequada para a visão, o sistema nervoso e a transformação dos alimentos em energia). Entretanto, os brócolis se destacam especialmente pelo seu elevado conteúdo em vitamina C que, devemos nos lembrar, o nosso organismo não sintetiza, por isso que é necessário obtê-la dos alimentos que ingerimos. Junto com a couve-de-bruxelas, é considerada a crucífera mais rica em vitamina C. Já vimos a maioria dos benefícios que a vitamina C (ou o ácido ascórbico) fornece ao nosso organismo, mas não custa nada fazer um breve resumo. Assim sendo, a vitamina C é um excelente antioxidante; ajuda a manter a saúde dos olhos; diminui a pressão arterial; é cicatrizante; combate a prisão de ventre; mantém a saúde dos ossos, cartilagens e dentes, e é antibacteriana. Do mesmo modo, os brócolis são um alimento muito rico em minerais (potássio, zinco, iodo, ferro e magnésio).

Se nós nos centrarmos nos benefícios concretos que os brócolis oferecem para a nossa saúde, teremos de falar também dos estudos científicos que afirmam que se trata de um alimento adequado para prevenir e combater os cânceres de pulmão, endométrio, próstata ou mama. Esses benefícios se devem ao seu conteúdo em antioxidantes (como a vitamina C), que combatem os radicais livres, e substâncias fitoquímicas como o sulforafano e o indol-3-carbinol. Várias pesquisas têm revelado que esses elementos fitoquímicos eliminam substâncias cancerígenas do organismo. Além disso, a quercetina é um flavonoide presente nos brócolis e que ajuda a prevenir contra o câncer.

Por outro lado, um estudo conduzido pelo Instituto Nacional do Câncer dos Estados Unidos com 1300 homens confirma as propriedades dos brócolis e da couve-flor como alimentos anticancerígenos. E, por sua vez, o mesmo instituto, em um estudo realizado com o *Cancer Care Ontário* (Canadá), afirma que uma porção semanal de couve-flor poderia reduzir o risco de câncer de próstata em 25% e que uma porção de brócolis poderia reduzi-lo em 45%.

## Repolho, adequado contra a úlcera

Não confundir com a couve-flor. O repolho é uma crucífera formada por várias folhas sobrepostas e finas, enquanto que a couve-flor apresenta as características flores, como os brócolis. O repolho é uma das crucíferas com maior registro histórico, visto que os gregos a apreciavam muito e, inclusive, ela aparece citada como grande remédio para diversas doenças nas obras teatrais de Epicarmo, comediógrafo e filósofo que viveu entre os séculos VI e V a.C.

Deve-se ressaltar que existem três variedades de couve que apresentam importantes diferenças entre si, embora se tratem da mesma verdura. Desse modo, temos o repolho lombardo (de folhas lisas e de cor roxa), o repolho branco (também denominado "repolho crespo" com folhas verdes ou brancas) e o repolho verde (cujas folhas externas são verdes e vão se tornando brancas quanto mais internas estiverem).

Ao falar das propriedades nutritivas do repolho, devemos destacar o seu conteúdo em provitamina A, ácido fólico e vitamina C. Do mesmo modo, contém quantidades significativas de minerais como cálcio, magnésio (mais presente no repolho branco) e potássio.

O repolho tem se revelado nos últimos anos como um alimento ideal contra a úlcera, como demonstram diversas pesquisas. A úlcera é uma ferida que se produz nos tecidos (as úlceras mais "conhecidas" são as do aparelho digestivo, mas também podem se produzir em muitas partes do corpo). Devem-se distinguir três tipos de úlcera no aparelho digestivo: a úlcera duodenal (quando afeta o duodeno, a parte do intestino delgado mais próximo ao estômago), a úlcera de esôfago e a úlcera gástrica (quando se produz no estômago). Os sintomas das úlceras são muito evidentes e incômodos para as pessoas que os sofrem, porque incluem dor, ardência e gases. E o repolho é um alimento muito adequado para atenuar os sintomas das úlceras graças ao seu conteúdo em glutamina, um dos antiácidos naturais mais eficazes.

## Couve-de-bruxelas, a crucífera mais moderna

As couves-de-bruxelas são as crucíferas mais "modernas" que se conhece, já que não existe registro algum delas até o século XIX. Essas couves se denominam "de Bruxelas" porque o seu cultivo se iniciou na Bélgica (próximo à Bruxelas, a capital do país) e na França, embora algumas hipóteses apontem que sua origem poderia estar relacionada à Itália. Deve-se levar em conta que, embora possamos encontrar couves-de-bruxelas durante todo o ano, os exemplares frescos chegam aos mercados no inverno.

As couves-de-bruxelas são as crucíferas que contêm mais calorias, embora não seja em excesso (100 g podem conter 35 calorias), já que contêm uma quantidade maior de carboidratos (o triplo que os brócolis) e proteínas (embora não muito valiosas do ponto de vista biológico). Além disso, têm uma quantidade significativa de fibra, por isso que proporcionam a sensação de saciedade e melhoram o trânsito intestinal. Trata-se de fibra insolúvel, muito adequada contra a prisão de ventre. Têm também muita vitamina C.

Essas crucíferas são adequadas na dieta das mulheres em gestação porque contêm folatos, um tipo de vitamina que, entre outras funções, encarrega-se da formação de glóbulos vermelhos e, durante as primeiras semanas de gestação, necessita-se de uma boa quantidade para a correta formação do tubo neural. Deve-se levar em conta, também, que os anticonceptivos orais diminuem os níveis dessa vitamina.

Além disso, cabe destacar o conteúdo de minerais das couves-de-bruxelas (potássio, magnésio, iodo e zinco). Entretanto, das couves-de-bruxelas nos interessa especialmente o seu conteúdo de ferro já que, como contêm vitamina C, faz com que o ferro seja absorvido com maior facilidade. Portanto, trata-se de uma verdura adequada para as pessoas que têm anemia. Embora devamos nos lembrar de que o ferro de origem vegetal não é assimilado tão bem quanto ao de origem animal.

Por outro lado, as couves-de-bruxelas são uma verdura muito recomendável na prevenção e no combate ao câncer, como demonstram diversos estudos que surgiram nos últimos anos. Por exemplo, segundo o Instituto de Pesquisa sobre Alimentos de Norwich, há um glicosilonato (a sinigrina) presente em quantidade significativa nas couves-de-bruxelas que inibe o crescimento das células cancerígenas. Além disso, a mesma pesquisa afirma que quanto mais amargas forem as couves-de-bruxelas, maior conteúdo de sinigrina. Da mesma forma, as couves-de-bruxelas contêm quantidades significativas de betacarotenos, um dos precursores da vitamina A que desempenham um papel importante na prevenção de tipos distintos de câncer.

## Couve-flor, a crucífera mais popular

A couve-flor é talvez a crucífera mais conhecida. O cultivo dessa verdura se popularizou a partir do século XVI, embora os romanos a cultivassem antes. Há vários tipos de couve-flor que se distinguem pela sua cor (couve-flor branca, couve-flor verde e couve-flor roxa). Como todas as crucíferas, a água é o principal componente da couve-flor, seguido pelos carboidratos e as proteínas.

Além da fibra, a couve-flor é uma magnífica fonte de minerais (destacam-se o potássio, o magnésio e o fósforo). Contém também importantes quantidades de vitaminas do grupo B, ácido fólico e, sobretudo, vitamina C.

É um alimento adequado na prevenção e no combate ao câncer, graças ao seu conteúdo em substâncias como glicosinolatos, isotiocianatos, indóis e fibra. Por exemplo, o Instituto do Câncer Roswell Park realizou uma pesquisa na qual avaliava o efeito anticancerígeno da couve-flor, dos brócolis, das couves-de-bruxelas e do repolho. Lembre-se de que ao falarmos dos brócolis, comentamos as pesquisas dos estudos do Instituto Nacional do

Câncer dos Estados Unidos e do *Cancer Care Ontário* (Canadá) que confirmaram as propriedades anticancerígenas dos brócolis e da couve-flor.

## Rabanetes, uma ajuda contra catarros e bronquite

Os rabanetes também pertencem à família das crucíferas. São considerados como oriundos do sul da Ásia, e contamos com registros de que eram amplamente utilizados pelos antigos egípcios e romanos. Por exemplo, os operários que trabalharam na construção das pirâmides tinham o privilégio de contar em sua dieta com rabanetes porque acreditavam que eles (junto com o alho e a cebola) impediam que ficassem doentes.

Em sua composição nutritiva se destaca, sobretudo, todo o seu elevado conteúdo em folatos e vitamina C, enquanto os minerais mais abundantes são o potássio, o fósforo, magnésio, o iodo e o sódio. Embora tenham cálcio, deve-se ressaltar que este é de difícil absorção por parte do organismo. Contém também enxofre, como as demais crucíferas, de ampla ação diurética e digestiva. Seus efeitos digestivos benéficos se devem também ao seu conteúdo em intibina e inulina. Por outro lado, os compostos de enxofre dos rabanetes são antibacterianos, expectorantes e balsâmicos, por isso que são muito adequados para pessoas com bronquite ou com tendência a catarros.

## As crucíferas na cozinha

Como regra geral, sempre que utilizamos alguma crucífera para cozinhar, é necessário limpá-la. O mais conveniente é fazê-lo debaixo de um jato de água fria, porque se a deixar na água, ela pode perder parte de seus nutrientes. É aconselhável cozinhar os repolhos, a couve-flor, os brócolis e as couves-de-bruxelas para que se tornem mais digeríveis. Os rabanetes também não são considerados muito digeríveis, mas se não forem consumidos em muita quantidade, dá para comê-los crus. De qualquer forma, é conveniente cozinhar as crucíferas o tempo estritamente necessário, porque se as cozinharmos em excesso perderão muitas propriedades. Elas podem ser preparadas de várias maneiras: assadas, fervidas, a vapor, refogadas... Se for cozinhá-las com outros ingredientes, é melhor não tampar a panela ou a frigideira porque o seu aroma é demasiadamente forte e contagiará todo o prato.

### Creme de brócolis e couve-flor
INGREDIENTES PARA QUATRO PESSOAS
*250 g de brócolis*
*250 g de couve-flor*
*1 litro de caldo de vegetais*
*150 ml de creme de leite*
*Pimenta*
*Sal*

Lave as flores da couve-flor e os brócolis. Coloque para esquentar bastante água com sal e cozinhe-os durante 10 min. Em seguida, escoe e reserve. Agora, coloque para esquentar o caldo e, quando ferver, acrescente a couve-flor e os brócolis. Cozinhe durante 15 min e, em seguida, passe em uma batedeira elétrica. Coloque para cozinhar com o creme de leite durante 5 min e tempere com sal e pimenta a gosto.

**Conselho:** cozinhe estas crucíferas com a panela destapada para que fiquem com um sabor suave.

### Sopa de brócolis com iogurte
INGREDIENTES PARA DUAS PESSOAS
*½ kg de brócolis*
*300 ml de iogurte natural*
*600 ml de caldo de galinha*
*1 dente de alho*
*1 colher (de chá) de manjericão*
*1 colher (de chá) de cominho*
*1 colher (de sopa) de farinha de trigo*
*Pimenta-do-reino*
*Sal*

Primeiro, lave os brócolis debaixo de um jato de água fria. Separe as flores e coloque-as para ferver durante 15 min. Escoe e reserve. Agora, descasque e pique o dente de alho e passe-o em uma batedeira elétrica com os brócolis, o caldo, o manjericão, o cominho, sal e pimenta a gosto. Quando conseguir um creme homogêneo, adicione o iogurte, a farinha e bata novamente. Guarde o creme na geladeira durante duas horas no mínimo antes de servir.

**Conselho:** esta sopa pode também ser tomada quente. Uma vez que já tenha batido todos os ingredientes, coloque o creme para esquentar, mas sem deixar que ferva.

### Salada de repolho
INGREDIENTES PARA DUAS PESSOAS
*300 g de repolho*
*3 cenouras*
*1 maçã*
*1 cebola*
*1 colher de açúcar mascavo*

*1 colher (de chá) de mostarda Dijon*
*4 colheres (de sopa) de maionese* light
*Suco de limão*
*Sal*
*Pimenta*

Primeiro, lave o repolho debaixo de um jato de água fria e pique-os em pedaços bem pequenos. Corte as cebolas em rodelas finas. Pique a cebola. Descasque a maçã e corte-a em pequenos cubos. Misture todos os ingredientes e despeje o suco de limão. Agora, comece a preparar o molho. Para isso, misture a maionese, a mostarda, o açúcar e sal e pimenta a gosto. Misture bem e coloque na salada. Guarde-a na geladeira até o momento de servi-la.

### Sopa de repolho com maçã
INGREDIENTES PARA QUATRO PESSOAS
*500 g de repolho*
*3 maçãs*
*1 litro de caldo de vegetais*
*2 colheres (de sopa) de açúcar mascavo*
*Sal*
*Pimenta*
*Noz moscada*
*Suco de limão*
*Salsa*

Primeiro, lave o repolho debaixo de um jato de água fria. Em seguida, corte-o em tiras e refogue com o açúcar para que caramelize. Agora, adicione as maçãs descascadas e cortadas em cubos, o caldo, uma pitada de noz moscada e sal e pimenta a gosto. Deixe cozinhar durante 25 min. Antes de servir, despeje o suco de limão e decore com a salsa.

### Couves-de-bruxelas, brócolis e vagem à italiana
INGREDIENTES PARA QUATRO PESSOAS
300 g de couves-de-bruxelas
*250 g de brócolis*
*250 g de vargem*
*3 cenouras*
*2 tomates vermelhos*
*½ litro de caldo de vegetais*
*3 colheres (de sopa) de azeite de oliva*
*½ colher (de chá) de orégano*
*Sal*
*Pimenta*

Primeiro, lave os tomates e pique-os. Sal e pimenta a gosto e misture com o orégano e o azeite de oliva. Reserve na geladeira. Agora, lave os brócolis debaixo de um jato de água fria. Ferva os brócolis, as couves-de-bruxelas, as vargens e as cenouras picadas no caldo com sal a gosto durante 20 min. Escorra e misture com os tomates. Guarde na geladeira até que os vegetais fiquem gelados.

### Talharim com couves-de-bruxelas
INGREDIENTES PARA QUATRO PESSOAS
*300 g de talharim*
*300 g de couves-de-bruxelas*
*1 dente de alho*
*75 ml de creme de leite*
*150 g de queijo fresco*
*Suco de 1 limão*

*1 litro de caldo de vegetais*
*Sal*
*Pimenta*
*1 colher (de sopa) de cebolinha picada*

Comece preparando o molho. Para isso, misture o alho picado com o queijo, o creme de leite, o suco de limão, sal e pimenta a gosto. Deixe macerar durante 25 min. Agora, lave as couves-de-bruxelas debaixo de um jato de água fria e ferva-as em bastante água com sal durante 8 min. Escorra e reserve. Enquanto ferve as couves-de-bruxelas, ferva os talharins no caldo com sal a gosto. Escorra e misture com as couves-de-bruxelas e o molho. Decore com um pouco de cebolinha picada.

### Purê de couve-flor com lulas ao molho de soja
INGREDIENTES PARA QUATRO PESSOAS
*500 g de couve-flor*
*4 batatas*
*200 g de lulas*
*1 cebola*
*2 dentes de alho*
*2 colheres (de sopa) de amêndoas picadas*
*Azeite de oliva*
*Molho de soja*
*Sal*

Lave a couve-flor debaixo de um jato de água fria e pique-a. Agora coloque para ferver em bastante água com sal e as batatas descascadas e picadas. Cozinhe durante 25 min. Enquanto isso, corte as lulas em pedaços bem finos. Pique a cebola e o alho. Esquente duas colheres (de sopa) de azeite de oliva em uma frigideira e frite a cebola, o alho e as lulas. Quando estiverem prontos, adicione as amêndoas e o molho de soja. Misture durante 2 min e reserve. Passe na batedeira a couve-flor e a batata. Divida nos pratos de servir e acrescente em cima a mistura de lulas.

### Couve-flor ao molho de aspargos
INGREDIENTES PARA SEIS PESSOAS
*900 g de couve-flor*
*12 aspargos*
*300 ml de leite*
*2 colheres (de sopa) de farinha*
*1 pitada de noz moscada*
*Manteiga*
*Sal*
*4 colheres de queijo ralado*

Comece preparando o molho. Para isso, coloque para ferver o leite, a farinha, a noz moscada, uma colher (de sopa) de manteiga, sal a gosto e os aspargos picados. Quando começar a ferver, mexa durante 3 min. Reserve. Lave a couve-flor debaixo de um jato de água fria. Unte com manteiga uma bandeja de forno e coloque a couve-flor. Cubra com o molho de aspargos e polvilhe o queijo ralado. Gratine durante uns minutos e deixe esfriar antes de servir.

**Conselho:** se desejar, poderá adicionar uma pitada de pimenta no molho de aspargos.

### Rabanetes com creme de iogurte
INGREDIENTES PARA DUAS PESSOAS
*200 g de rabanetes*
*200 ml de iogurte grego*

*Suco de limão*
*Sal*
*1 colher (de chá) de açúcar mascavo*

Lave os rabanetes debaixo de um jato de água fria. Corte-os em rodelas bem finas. Agora, misture em uma tigela o iogurte com o suco de limão, o açúcar e sal a gosto. Misture com os rabanetes e sirva rapidamente.

### Salada de agrião com rabanete
INGREDIENTES PARA QUATRO PESSOAS
*250 g de rabanetes*
*300 g de agrião*
*5 colheres de (de sopa) vinagre de arroz*
*Sal*
*Azeite de oliva*
*2 colheres (de sopa) de açúcar mascavo*

Lave os rabanetes e os agriões separadamente debaixo de um jato de água fria. Corte os rabanetes em lâminas bem finas. Mistura o vinagre com o açúcar, três colheres (de sopa) de azeite de oliva e sal a gosto. Divida as verduras nos pratos de servir e banhe com o molho.

# Uva, doce iguaria

Da fruta ao vinho

A origem do cultivo da uva (*Vitis vinifera*) nos obriga a voltar a alguns milhares de anos atrás. A vinha, planta que dá lugar à uva, era cultivada muito antes do que já faziam os antigos romanos, gregos e egípcios. A sua origem pode estar entre a Ásia Menor e a bacia mediterrânea, onde ainda continua sendo um dos cultivos mais presentes. Contamos com muitas referências escritas sobre o cultivo da vinha, e uma das mais famosas talvez seja o episódio da Bíblia que narra a história de Noé: "Começou Noé a lavrar a terra e plantou uma vinha".

E quase tão antigo como a origem da vinha é o nascimento do vinho, uma das bebidas mais populares do mundo. Os romanos são praticamente os "fundadores" da cultura do vinho. Embora já os etruscos – uma cultura que viveu seu momento de esplendor antes que os romanos – dominassem alguns dos segredos desse néctar da uva.

O cultivo da vinha se espalhou nas mãos do êxito do vinho. E, graças às sucessivas conquistas do Império Romano, essa planta chegou à Península Ibérica, França e Grã-Bretanha, entre outros cantos da Europa. Por sorte, podemos desfrutar, hoje, de incontáveis obras de arte que confirmam a importância do vinho na época dos romanos em boa parte da Europa. Daquela época nos chegaram vários potes, esculturas e obras arquitetônicas que refletem, por exemplo, a adoração pelo vinho e o culto a Baco, o deus do vinho. Além disso, as obras de alguns dos melhores escritores, historiadores e filósofos da época fazem referência ao vinho e à uva, ao seu valor e as suas virtudes.

Na Idade Média, o vinho e a uva continuaram desfrutando de um papel de protagonista nas mesas europeias. Após o descobrimento da América, os colonos europeus introduziram a vinha primeiramente na América do Norte. Em seguida, espalhou-se por todo o continente, embora encontrassem diversos problemas devido a diversos parasitas e doenças. Enquanto isso, na Europa a partir do século XIX e graças às modernas técnicas que permitiam cultivar vinhas protegidas por vidro nos países mais frios, o cultivo da uva deu um salto em qualidade e quantidade.

O século XX, após o desastre que a praga da filoxera lançou sobre as vinhas europeias, a mais devastadora que a viticultura já sofreu, viu a confirmação de que a vinha se tratava de um dos cultivos mais importantes de todo o mundo. Esse inseto chegou à Europa, vindo da América do Norte, no final do século XIX, como consequência da importação de vinhas americanas. As repercussões econômicas foram desastrosas. A produção vinícola francesa entrou em queda livre, e não foi diferente em outros países europeus.

Na atualidade, a vinha está presente em todas as regiões quentes do mundo. Os principais produtores são França, Espanha, Itália, Portugal, Turquia, Grécia, Austrália, África do Sul, Chile, Argentina e Estados Unidos (o estado da Califórnia).

## As propriedades da uva

A uva é o fruto da vinha e, embora haja amplas variedades, as uvas são classificadas basicamente em uvas brancas e uvas negras.

Além desses dois grupos, vale a pena destacar a uva moscatel (que serve de base para o conhecido vinho moscatel) e a uva de Corinto (que dá lugar às passas de Corinto).

A uva é uma fruta carnosa que nasce em cachos que têm vários grãos. A polpa é suculenta e doce. Para selecioná-la, lembre-se de agitar o cacho, pois se cair alguns grãos significa que está demasiadamente madura. Evite os cachos que tenham grãos com partes muito moles. Os cachos de uva podem ser conservados na geladeira durante umas duas semanas, guardados em sacos plásticos perfurados.

Como indicamos anteriormente, podemos distinguir duas grandes variedades de uvas: brancas e negras. As vitaminas são os nutrientes mais abundantes na uva (devemos ter em mente que a uva é uma das frutas mais doces que existe e que o seu consumo deve ser moderado para pessoas diabéticas). Há que ressaltar que as uvas brancas contêm um pouco mais de açúcar que as uvas negras. Entre os açúcares que contêm as uvas, destaca-se em qualidade a glicose e a frutose. Por outro lado, no quesito das vitaminas contêm, sobretudo, vitamina $B_6$ (muito necessária para o funcionamento cerebral) e o ácido fólico. Além disso, as uvas contêm fibra, potássio em excelente quantidade e cálcio.

## Um bom desintoxicante

A uva é um magnífico alimento desintoxicante. Seja como fruta ou o suco natural, a uva realiza uma boa limpeza no nosso organismo graças ao seu conteúdo em ácido cítrico, ácido tartárico, ácido málico e ácido tânico. Nesse sentido, nos últimos tempos se tornou muito popular a dieta da uva. Essa monodieta consiste em tomar (consumir) apenas uvas ou suco de uva. A duração da dieta deve ser de um dia no mínimo, embora os seus efeitos desintoxicantes sejam realmente poderosos caso sejam prolongados durante quatro ou cinco dias. A dieta consiste em comer de 1 a 3 kg de uvas divididas em cinco porções e beber de 1 a 2 litros (suco) de uva durante 24 horas. Pode beber água também, o que contribui para aumentar a eliminação de toxinas.

Quase todo mundo pode se beneficiar dessa dieta, que é especialmente indicada para pessoas que sofrem com retenção de líquidos ou que necessitam depurar o fígado ou perder um pouco de peso. Embora, graças ao conteúdo de açúcar, seja possível continuar com o ritmo de vida habitual, é preferível (pelo menos nas primeiras vezes que esta dieta for colocada em prática) que a realize durante os dias em que não tenha muito trabalho ou compromissos.

Há algumas pessoas que não devem realizar esta dieta, como os diabéticos (a uva contém uma elevada quantidade de açúcar). Além disso, como ocorre com qualquer tipo de dieta, é necessário consultar o médico antes de iniciá-la. Os benefícios da dieta da uva são os seguintes:

- alivia os cálculos dos rins;
- limpa o fígado;
- melhora a mucosa do estômago;
- ajuda a perder um pouco de peso;
- regula a hipertensão;
- beneficia a pele.

## A uva e o câncer

O câncer está se tornando, infelizmente, um problema de saúde cada vez mais crescente. Por isso, muitas pesquisas estão trabalhando em busca dos alimentos adequados que nos ajudem a preveni-lo e combatê-lo. Segundo um grupo de especialistas da Universidade de Kentucky, um extrato de sementes de uva poderia ser eficaz contra o câncer. No estudo realizado, esse extrato provocou a morte das células cancerígenas da leucemia sem afetar as células saudáveis. Do mesmo modo, segundo o Instituto de Estudos do Câncer de Londres, as sementes de uva contêm isoflavonas que têm propriedades antioxidantes que poderiam ajudar na prevenção e combate nas lesões associadas ao câncer de mama, como a fibrose cística.

### O vinho e seus benefícios

Muito já se discutiu se o vinho é benéfico para a saúde ou não. Durante muito tempo se pensou que, como é uma bebida alcoólica, não poderia ser benéfica. No entanto, nos últimos anos surgiram várias pesquisas que confirmam os efeitos benéficos do vinho (sempre consumido com moderação e contanto que seja um caldo de boa qualidade). Um dos efeitos benéficos do vinho mais divulgados ocorre sobre o sistema cardiovascular. Por exemplo, segundo um estudo do Hospital Clínico Universitário de Barcelona, o consumo moderado de vinho (meia taça ao dia) reduziria a probabilidade de sofrer arteriosclerose.

### Um suave laxante e diurético

A uva é também um suave laxante e diurético. É muito aconselhável, portanto, para as pessoas que sofrem com retenção de líquidos. Além disso, graças ao seu conteúdo em fibra, é recomendado para as pessoas que sofrem com prisão de ventre.

O melhor é comer as uvas com as sementes e com a casca, porque é lá que se encontram as substâncias que estimulam a motilidade intestinal. Se tiver problemas digestivos, é melhor tomar o suco de uva natural, porque poderá ingeri-lo com maior facilidade. As uvas passas também têm um suave efeito laxante.

## A uva na cozinha

A uva na cozinha tem um lugar especial protagonista na confeitaria. Graças ao seu poderoso sabor adocicado, é um ingrediente ideal para diferentes bolos, tortas, cremes... Além disso, pode ser um bom acompanhante em alguns pratos de carne, e não é estranho vê-la em pratos à base de peixes e verduras. Embora, de todas as formas, seja mais habitual o uso das uvas passas, que são obtidas com a secagem das uvas. São utilizadas com frequência em muitos tipos de pratos.

**Espinafres com passas e pinhões**
INGREDIENTES PARA QUATRO PESSOAS
*700 g de espinafre*
*200 g de passas*
*125 g de pinhões*
*3 colheres (de sopa) de manteiga*
*Sal*

Primeiro, ferva os espinafres (antes os lave debaixo de um jato de água fria) durante 6 min. Em seguida, escorra-os debaixo de um jato de água fria. Agora, coloque para esquentar em uma caçarola a manteiga com as passas e os pinhões. Quando a manteiga já estiver derretida, adicione os espinafres, sal a gosto e refogue durante 5 min.

**Salada de uvas com figos frescos**
INGREDIENTES PARA DUAS PESSOAS
*500 g de uvas negras*

*250 g de figos frescos*
*75 g de amêndoas descascadas e cruas*
*1 limão*

Primeiro, amasse as uvas e coe para que fique apenas o suco sem casca e sem sementes. Agora, lave os figos debaixo de um jato de água fria e pique-os. Misture os figos com o suco de uva. Adicione, em seguida, o suco de limão e misture bem. Acrescente as amêndoas.

### Linguado com molho de uva
INGREDIENTES PARA QUATRO PESSOAS
*4 filés de linguado limpos*
*200 g de uvas brancas*
*1 cebola*
*½ litro de caldo de peixe*
*Azeite de oliva*

Preaqueça o forno a 200 °C. Em seguida, forre com papel alumínio uma fôrma (de forno) e unte com manteiga. Asse os filés de linguado durante 30 min. Enquanto isso, prepare o molho de uva. Para isso, descasque metade das uvas. Em seguida, pique a cebola e a refogue na frigideira com um pouco de azeite de oliva. Quando a cebola estiver bem macia, adicione as uvas descascadas e refogue. Adicione o caldo de peixe e deixe cozinhar durante 8 min. Passe o resto das uvas na batedeira elétrica e coe. Acrescente a mistura anterior e cozinhe durante 5 min mexendo de vez em quando. Banhe o peixe com esse molho.

### Geleia de uva
INGREDIENTES
*2 quilos de uvas negras*
*1 quilo de açúcar*

Primeiro, descasque as uvas e retire as sementes. Agora, coloque-as para cozinhar em fogo lento em uma caçarola de barro. Enquanto cozinham, amasse-as com uma colher de madeira. Em seguida, coe este suco formado e misture-o com o açúcar. Cozinhe em fogo médio enquanto mexe continuamente até que tenha a consistência de uma geleia. Deixe esfriar e guarde em um recipiente fechado hermeticamente. Antes de colocar na geladeira, espere que esfrie na temperatura ambiente.

# Maçã, a fruta da saúde

Uma maçã ao dia evita visitas ao médico

A maçã (*Malus domestica*) é quase um símbolo de alimentação saudável. Desde os tempos remotos, ela era venerada como um alimento tão nutritivo como saudável. Os ingleses dedicaram a ela um refrão dizendo que uma maçã ao dia mantém o médico distante (*An apple a day keeps the doctor away*). Talvez esse refrão seja um pouco exagerado, mas o certo é que a maçã deveria estar presente com regularidade na nossa dieta.

A macieira é a árvore que dá o fruto da maçã, fruta que os seres humanos já colhiam há milhares de anos. Quanto ao seu cultivo, sabemos que há mais de 3 mil anos já era cultivada no antigo Egito. E, desde então, a maçã ganhou importância, inclusive como elemento simbólico em várias culturas. Por exemplo, é muito conhecida a história bíblica da maçã como fruta da árvore proibida. Custa a acreditar que esse alimento tão saboroso quanto saudável fosse o responsável por nos expulsar do paraíso. Embora antes, os gregos já lhe haviam conferido um papel na sua mitologia, quando Páris entregou à deusa Vênus uma maçã (a maçã da discórdia), que foi a causa da animosidade entre Eros e Atenas.

Se deixarmos de lado as páginas da mitologia e nos adentrarmos na mais prosaica realidade, sabemos que os etruscos já eram especialistas na arte de cultivar maçãs e que dominavam a técnica dos enxertos. Os gregos e os romanos continuaram cultivando a tradição de comer maçãs (esses últimos ficavam encantados em comê-las com mel). Em contrapartida, a Idade Média não foi uma boa época para o cultivo das frutas, e graças aos monges de alguns mosteiros, o cultivo de maçãs não se perdeu por inteiro. Os conquistadores espanhóis introduziram o cultivo da maçã na América, que chegaria logo à África e à Austrália. Hoje em dia, a maçã é cultivada praticamente em todo o mundo, já que se trata de uma fruta que se adapta com relativa facilidade aos climas mais frios.

## Como selecioná-las e as variedades

Para escolher uma maçã, é necessário pressioná-la levemente. Se estiver firme ao tato e não apresentar partes machucadas e nem podres, seguramente estará em bom estado. Além disso, existe uma grande variedade maçãs. A seguir, citamos algumas das mais comuns no Brasil:

- **Fuji:** é uma fruta mais sensível ao frio, por isso São Joaquim (SC), que é mais alta e fria, é considerada a melhor região produtora de maçã fuji do Brasil. É deliciosa para se comer crua, possui aroma agradável e excelente sabor.
- **Royal Gala:** é aromática e muito suculenta. Provém da Nova Zelândia. A casca é de cor amarela esverdeada com listras vermelhas e amarelas.
- **Golden Delicious:** é uma das mais comuns. Tem a casca amarela e um pouco esverdeada com pontos negros que permitem que a fruta transpire. É doce e aromática.

- **Red Delicious:** provém dos Estados Unidos. É doce e aromática e tem a casca com um vermelho muito brilhante. Geralmente, o Brasil a importa da Argentina.
- **Ganny Smith:** conhecida como maçã verde, é proveniente da Austrália. Tem a polpa crocante e um sabor azedo.

## Propriedades da maçã

Sem sombra de dúvida, a maçã é um dos alimentos que apresenta maiores propriedades nutritivas. Trata-se de uma fruta que contém uma quantidade significativa de açúcar, embora aproximadamente 85% do seu conteúdo seja água, que é ideal para cuidar da nossa hidratação durante os meses quentes do verão. Como dizíamos, a maçã contém bastante açúcar, que em sua maioria é frutose. Contém também sacarose e glicose, mas em menor quantidade. Por outro lado, é uma magnífica fonte de vitaminas (provitamina A, vitamina C e vitamina E) e de minerais (potássio e magnésio). De qualquer forma, devemos levar em conta que a maioria das vitaminas e minerais da maçã é encontrada na casca (e já sabemos que as maçãs que não são de cultivo orgânico transportam na casca, inúmeros agentes químicos pouco saudáveis). Portanto, é recomendável comer as maçãs sempre com a casca; por isso não é exagero que a compremos de origem orgânica. Além disso, a maçã contém flavonoides e pectina que, como veremos a seguir, é um nutriente muito valioso.

## Um excelente regulador intestinal

A maçã é um alimento muito apreciado pelas pessoas que sofrem com problemas de prisão de ventre ou de decomposição porque se trata de um excelente regulador intestinal. É uma fruta que contém uma quantidade importante de fibra insolúvel (na casca), que melhora o trânsito intestinal. E, além disso, contém pectina, um tipo de fibra solúvel. A fibra solúvel é aquela que não se dilui em água, e sim a absorve. Portanto, quando a comemos, desaceleramos o trânsito intestinal. Por outro lado, nesse caso temos a vantagem de que a maior parte da pectina não se encontra na pele, e sim na polpa. Desse modo, se comprarmos maçãs de origem não orgânica, poderemos descascá-las sem perder uma grande quantidade de pectina. O poder antidiarreico da maçã se deve também à presença de taninos, umas substâncias que têm propriedades adstringentes. Para que os taninos tenham o seu efeito máximo, é necessário que a maçã se oxide. Resumindo:

- **em caso de prisão de ventre:** comer maçã com a casca (de origem orgânica!).
- **em caso de diarreia:** comer a maçã sem pele e um pouco oxidada.

## O vinagre de maçã

O vinagre de maçã está virando moda nos últimos anos porque se trata de um alimento depurativo e remineralizante. É adequado para as pessoas que sofrem de digestões lentas. Mantém boa parte das propriedades da maçã crua. O vinagre de maçã é obtido quando a cidra entra em contato com determinadas bactérias.

Trata-se de um produto muito apreciado nos países do norte da Europa. Se desejar, pode preparar em casa o vinagre de maçã a partir da cidra, um "vinho de maçã" muito típico da região espanhola de Astúrias. O vinagre de maçã é muito adequado para acompanhar saladas, embora possa também beber uma colher (de chá) de vinagre misturada com um pouco de água e mel.

## Quando comer uma maçã

Esta pergunta pode parecer desnecessária, mas no geral, o mundo todo sabe que é pouco aconselhável comer frutas após uma refeição. A fruta é digerida muito rapidamente e, ingerida após outros alimentos tardam ainda mais em assimilar, produzindo gases. No entanto, a maçã é uma exceção, porque graças a sua equilibrada composição e conteúdo de açúcar, pode ser ingerida como sobremesa. De toda a forma, as pessoas que têm algum problema durante a ingestão de alimentos, é melhor que a consuma sozinha ou com outras frutas no café da manhã ou no almoço, ou como um lanche.

### As maçãs e os dentes

Tradicionalmente, foi atribuída à maçã a propriedade de reduzir nos dentes a formação de placas e de evitar as cáries. Mas, devemos nos lembrar de que a maçã contém açúcar e ácidos que podem danificar o esmalte. Portanto, não se pode prescindir de uma boa escovada de dentes após comer maçãs.

## A maçã contra o câncer

A maçã pode ajudar na prevenção e no combate contra o câncer graças às suas propriedades antioxidantes, que se devem ao seu conteúdo em quercitina e flavonoides (que combatem os radicais livres). Desse modo, diversos estudos parecem comprovar os efeitos anticancerígenos da maçã. Por exemplo, uma apresentação feita no ano de 2003 pelo Centro Superior de Pesquisas Científicas da Espanha, e baseado em uma pesquisa bibliográfica, avalia que a maçã contribui na redução do risco de sofrer câncer. Por exemplo, graças a sua riqueza em fibra, protege contra o câncer de cólon e, segundo o Instituto Nacional do Câncer dos Estados Unidos, pode reduzir o risco de câncer de pulmão em até 50%.

Além disso, cientistas da Universidade de Cornell identificaram uma dezena de compostos (triterpenos) na casca da maçã que podem inibir o crescimento das células cancerígenas ou matá-las em experimentos de laboratório.

De fato, foi descoberto que esses compostos poderiam apresentar um efeito importante na proliferação das células cancerígenas do fígado, mama e cólon.

## A maçã na cozinha

Como uma boa fruta, as maçãs ocupam um lugar de relevância no setor das sobremesas. No entanto, dão um excelente resultado em uma variedade de pratos. Por exemplo, a salada Waldorf contém cubos de maçã. Se desejar cozinhá-la, o melhor é selecionar as variedades de maçãs que sejam um pouco ácidas e suculentas. E, fervidas com um pouco de canela ou de cominho são uma sobremesa excelente. Lembre-se de que, se for consumir a maçã um pouco mais tarde após descascá-la, é aconselhável que as esfregue com suco de limão para que não escureça.

**Creme fácil de maçã**
INGREDIENTES PARA DUAS PESSOAS
*4 maçãs*
*1 ramo de canela*
*75 g de açúcar mascavo*
*Raspas de 1 limão*
*500 ml de creme de leite*

*Folhas de hortelã fresca*
*1 taça de vinho doce*

Descasque as maçãs e retire as sementes. Agora, coloque-as para cozinhar cobertas de água com o vinho doce e o ramo de canela. Cozinhe em fogo médio durante 20 min. Em seguida, retire o ramo de canela e coe. Amasse as maçãs até reduzi-las a um purê. Coloque o creme de leite e misture com o purê de maçã, o açúcar e as raspas de limão. Deixe na geladeira até que o creme fique bem gelado e sirva adornada com a hortelã fresca.

**Frango com maçã**
I̲n̲g̲r̲e̲d̲i̲e̲n̲t̲e̲s̲ ̲p̲a̲r̲a̲ ̲q̲u̲a̲t̲r̲o̲ ̲p̲e̲s̲s̲o̲a̲s̲
*8 coxas de frango*
*1 cebola*
*1 maçã*
*2 dentes de alho*
*½ taça de vinho branco*
*½ taça de água*
*Azeite de oliva*
*Sal*

Descasque e pique a cebola e os dentes de alho e refogue com as coxas de frango no azeite de oliva. Adicione sal a gosto. Quando a cebola estiver macia, adicione as maçãs descascadas e cortadas em cubos junto com o vinho e a água. Cozinhe em fogo médio durante 25 min. Mexa de vez em quando.

**Bruschetta de maçã e frango com molho de limão**
I̲n̲g̲r̲e̲d̲i̲e̲n̲t̲e̲s̲ ̲p̲a̲r̲a̲ ̲q̲u̲a̲t̲r̲o̲ ̲p̲e̲s̲s̲o̲a̲s̲
*3 peitos de frango*

*3 maçãs Golden*
*Azeite de oliva*
*Sal*
*Pimenta*
*2 colheres (de sopa) de iogurte grego*
*1 colher (de sopa) de mel*
*1 colher (de sopa) de suco de limão*
*1 pitada de gengibre*

Primeiro, misture o iogurte, o mel, o suco de limão e o gengibre. Mexa e deixe descansar. Agora, descasque as maçãs e retire as sementes. Corte-as em cubos e frite em um pouco de azeite de oliva. Reserve. Corte o frango e frite com um pouco de sal e pimenta. Agora, coloque nas bruschettas os cubos de maçã e os pedaços de frango. Banhe com o molho.

### Taças de maçã com caranguejo
INGREDIENTES PARA DUAS PESSOAS
*2 maçãs*
*200 g de carne de caranguejo*
*8 rabos de camarões descascados*
*½ pepino*
*2 colheres (de sopa) de maionese*
*Sal*
*Pimenta*

Primeiro, descasque as maçãs e retire as sementes. Rale as maçãs. Descasque o pepino e rale. Em taças de servir, misture a maçã, o pepino, os rabos de camarões e a carne de caranguejo desfiada. Adicione sal e pimenta, a gosto, e a maionese. Reserve na geladeira até o momento de servir.

## Torta de maçã
INGREDIENTES PARA QUATRO PESSOAS
*1 lâmina de massa folhada*
*4 maçãs*
*6 colheres (de sopa) de açúcar de confeiteiro*
*300 ml de leite*
*4 gemas de ovo*
*1 ramo de canela*
*Casca e suco de 1 limão*

Unte com manteiga um molde para torta. Forre com a massa folhada. Agora, descasque as maçãs e corte-as bem finas. Esprema o suco de limão para que não escureçam. Agora, deve-se preparar o creme da torta. Coloque para ferver o leite com a canela e a casca do limão. Bata as gemas e adicione-as no cozimento. Em seguida, coloque o açúcar. Cozinhe durante 4 min mexendo continuamente. Então, retire a casca do limão e o ramo de canela. Deixe que o creme esfrie e, em seguida, despeje no molde. Deixe que o creme se assente. Divida as fatias de maçã em forma uniforme sobre o creme. Leve ao forno durante 25 min a 200 °C. Deixe esfriar um pouco antes de servir.

## Gelatina de maçã com limão verde
INGREDIENTES PARA SEIS PESSOAS
*1 quilo de maçã Golden*
*6 limões verdes*
*1 quilo de açúcar mascavo*

Descasque as maçãs, retire as sementes e as pique. Coloque para ferver um litro de água, o suco de limão e as maçãs. Cozinhe até que as maçãs fiquem macias. Agora, passe a mistura para o liquidificador. Misture com o açúcar. Esprema o resto dos limões e adicione o suco na mistura. Cozinhe durante 10 min em fogo médio mexendo de vez em quando. Espere que esfrie antes de servir e guarde em frascos.

# Bibliografia

I-Sam Lin, dr. Robert. *About Garlic.* San Francisco, 1989.

Alfonso, dr. Eduard. *Curso de medicina natural en 40 lecciones.* Kier, 1998.

Beyer, K.A. *La cura de savia y jugo de limón.* Obelisco, 2003.

Bowden, J. *The 150 healthiest foods on Earth.* Four Winds, 2007.

Capo, Nicolás. *Trofología práctica y trofoterapia.* Instituto de Trofoterapia, 1981.

Capo, Nicolás. *Cuando estés enfermo cúrate por el crudivorismo.* Obelisco, 1983.

Capo, Nicolás. *Mi método del limón.* Obelisco, 2005.

Capo, Nicolás. *Mis observaciones clínicas sobre el limón, el ajo y la cebolla.* Obelisco, 2005.

Capo, Nicolás. *La cura de naranjas.* Obelisco, 2007.

Caper, Jean. *Remedios milagrosos.* Ediciones Urano, 1998.

*Cura natural por las 4 maravillas: la zanahoria, el limón, el ajo y el tomillo.* Acuario, 1981.

Kordich, J. *El poder de los zumos.* Emecé Editores, 1993.

Könemann, S. Berk. *The California Health Bar Drink Guide*, 1995.

Pros, Jorge Sintes. *Virtudes curativas del ajo.* Sintes, 1975.

Impresso em São Paulo, SP, em setembro de 2015,
com miolo em off-white 80 g/m²,
nas oficinas da Farbe Druck.
Composto em Avenir Next Regular, corpo 10 pt.

Não encontrando esta obra em livrarias,
solicite-a diretamente à editora.

**Escrituras Editora e Distribuidora de Livros Ltda.**
Rua Maestro Callia, 123 – Vila Mariana
São Paulo, SP – 04012-100
Tel.: (11) 5904-4499 – Fax: (11) 5904-4495
escrituras@escrituras.com.br
vendas@escrituras.com.br
imprensa@escrituras.com.br
www.escrituras.com.br